# 매일 치과로
# 소풍 가는 남자

Happy Dentist!

# 매일 치과로
# 소풍 가는 남자

**펴낸날** 초판 1쇄 2020년 10월 30일

**지은이** 유원희

**펴낸이** 임호준
**책임 편집** 김유진 ㅣ **편집** 박햇님 고영아 이상미
**디자인** 김효숙 정윤경ㅣ **마케팅** 정영주 길보민
**경영지원** 나은혜 박석호 ㅣ **IT 운영팀** 표형원 이용직 김준홍 권지선

**인쇄** (주)웰컴피앤피

**펴낸곳** 헬스조선 ㅣ **발행처** (주)헬스조선 ㅣ **출판등록** 제2-4324호 2006년 1월 12일
**주소** 서울특별시 중구 세종대로 21길 30 ㅣ **전화** (02) 724-7664 ㅣ **팩스** (02) 722-9339
**홈페이지** www.vita-books.co.kr ㅣ **블로그** blog.naver.com/vita_books

ISBN 979-11-5846-342-7   13510

• 이 도서의 국립중앙도서관 출판예정도서목록(CIP)은 서지정보유통지원시스템 홈페이지(http://seoji.nl.go.kr)와
  국가자료공동목록시스템(http://www.nl.go.kr/kolisnet)에서 이용하실 수 있습니다. (CIP제어번호: CIP2020044675)

# 매일 치과로
# 소풍 가는 남자

Happy Dentist!

WY치과 유원희 지음

ChosunMedia
헬스조선

# Well, Healthy and Young
# 내 이름은 유원희

고등학교 2학년 때 온 가족이 미국으로 건너가면서 내 인생은 미국에서 뿌리를 내릴 것이라고 막연하게 생각했었다. 화학공학을 전공했지만, 적성에 맞지 않아 치과의사가 되어야겠다고 마음먹고 다시 공부를 시작하면서도 한국으로 되돌아올 생각은 전혀 하지 못했다. 그러다 평생의 반려자인 아내를 만나면서 한국행을 결정하게 되었고, 한국 치과의사전문의 자격증을 다시 취득하는 새로운 도전을 해야 했다.

이미 미국에서 치과를 개업해 7년간 안정적으로 운영하면서 자리 잡아온 터라 그 결정이 쉽지는 않았다. 어찌 보면 미국 시민권을 포기하고 내가 나고 자란 고국으로 되돌아오는 것뿐이었지만, 불혹을 바라보는 나이에 모든 것을 새롭게 시작해야 한다는 것이 나에게는 모험이었다. 미국과 한국은 치과 운영 방식은 물론, 치과 치료에 대한 환자들의 인식도 달랐다. 처음 미국에 이민 갔을 때 파란 눈의 사람들과 낯선 땅이 생소했던 것처럼, 한국의 치과는 낯설었다.

하지만 나는 애써 한국의 치과 운영 방식에 맞추지 않았고, 진료도 그냥 내가 하고 싶은 방식으로 했다. 환자를 많이 받는 것보다 환자에게 맞추고 좀 더 배려하는 다소 느린 진료를 선택했다. 그다지 필요 없는 치료는 하지 말라고 오히려 환자를 말렸다. 꼬마 환자와 의료 장갑을 풍선처럼 불며 놀아줬고 할머니의 손을 잡고 한 시간씩 수다를 떨었다. 병원 마케팅이 활발했던 2000년대 초반, 그 흔한 광고 하나 하지 않고도 버틸 수 있었던 것은 소신과 진심을 가지고 환자를 대했던 마음이 환자들에게 통했던 게 아닌가 싶다. 그렇게 20년 넘는 세월이 흐르니 어느새 입소문을 타고 '다국적 기업의 CEO들이 찾아오는 치과',

'외국인 환자 비율이 40%가 넘는 치과', '할아버지, 아들, 손녀 3대가 손을 잡고 함께 오는 치과', '과잉 진료를 하지 않는 치과', '30년 단골이 있는 치과'라는 자랑스럽고 감사한 타이틀이 생겼다.

치과를 운영하는 내내 나는 스스로에게 '치과가 추구하는 것이 무엇일까? 나는 무엇 때문에 이 일을 하는가?'라는 물음을 끝도 없이 던졌다.

Why?

WHY는 나의 이름 유원희의 약자다. 그 속에서 '완벽한 치료, 건강한 삶, 젊은 인생'이라는 Well, Healthy, Young의 의미를 찾을 수 있었다. 우리가 매일 열심히 살아가고 있는 이유는 지금보다 더 나은 삶을 좀 더 건강하고, 젊게 살기 위함이다. 치과의사인 나는 그 속에서 환자의 삶까지 책임지고 돌봐야 하는 의사로서의 사명감도 가지고 있다. 그래서 나를 찾는 모든 환자가 좋은 치료를 받고, 치아를 건강하게 관리하고, 그로 인해 젊음을 유지할 수 있다면 나의 삶은 더욱 풍요로워질 것이라는 확신을 가지고 있다.

Well은 완벽한 치료를 의미한다. 나에게는 누구 하나 소중하지

6

않은 환자가 없다. 그들에게 가장 완벽하고 제대로 된 치료를 해주고 싶은 마음을 항상 가지고 있다. 그래서 나는 매일, 내 병원을 찾는 모든 이들이 치과 치료에 대한 거부감을 줄일 수 있도록 노력하고, 더 편안한 상태로 진료를 받을 수 있도록 배려한다.

대기실에서 무표정한 얼굴로 순서를 기다리며 시간을 허비하는 환자들을 볼 때도, 치료를 받고 질문 하나 마음 편히 못 하고 쫓기듯 병원을 나서는 환자들을 볼 때도 늘 마음 한구석이 무거웠다. '환자를 조금만 받더라도 환자가 더 여유롭게 진료받고 갈 수 있는 병원을 운영해야겠다. 병원의 운영 목적이 영리가 되어서는 안 되고 환자의 완벽한 치료에 그 목적을 두어야겠다'라는 다짐을 하게 되었다.

나는 다시 새로운 방식의 병원 운영을 기획하고 있다. 쫓기듯 진료받지 않아도 되는 병원을 만들기 위해 모든 진료는 예약제로 운영하고, 1시간에 1~2명의 환자만 진료하는 병원을 계획하고 있다. 나를 찾는 모든 환자가 나에게는 전부 VIP이기 때문이다.

Healthy는 치과 치료로 건강한 삶을 살도록 한다는 뜻이 담겨 있다. 건강한 삶을 사는 방법은 여러 가지가 있지만, 무엇보다 식생활이 잘 이루어져야 한다. 제대로 씹지 못하면 잘 먹지 못하고,

잘 먹지 못하면 죽는다. 그만큼 씹는 활동은 우리 인간의 중요한 생명 유지 활동 중 하나다. 게다가 맛있게 먹는 즐거움이 없다면 인생이 얼마나 무미건조해질까? 고로 치과 치료의 목적은 의식주에서 식생활의 만족감과 건강 유지에 깊이 연관되어 있는 셈이다.

Every man is the builder of a temple called his body.
"모든 사람은 자신의 몸이라 불리는 신전의 건축가이다."

미국의 철학자이자 문학자 헨리 데이비드 소로우Henry David Thoreau의 명언이다. 자신의 몸을 어떻게 관리하느냐는 자신에게 달렸다는 의미가 있다. 즉, 무엇을 어떻게 먹느냐에 따라 자신의 몸이 달라진다는 얘기다. 요즘처럼 인스턴트 음식을 기피하고 건강식을 찾는 현상은 바람직하다. 인스턴트 햄버거, 탄산음료 같은 것을 섭취하면서 우리 몸이 제대로 건축되기를 바란다면 어리석은 짓이다. 자연식을 추구하고 슬로우 푸드를 존중한다면 내 몸은 훌륭한 건축물이 될 것이다. 그러기 위해서는 우선 치아 건강을 위해 정기적인 치과 치료를 받고 가정에서 구강 청결을 생활화해야 한다. 가장 기본적인 것을 가장 잘 지킬 때 치아 건강은 자연스럽게 따라온다.

마지막으로 Young은 젊음을 의미한다. 인간은 누구나 젊음을 원한다. 누구나 젊은 시절이 있었고 인생에서 가장 화려한 시간을 보낸 기억을 안고 살아간다. 지금 젊은이라면 그 시절이 얼마나 좋은지 모른다. 하기야 젊음은 나이만을 뜻하는 것이 아니다. 젊음은 5세 어린이의 호기심 어린 눈빛에도 있고, 23세 청춘의 가슴속에도 있고, 첼로를 연주하는 90세 음악가의 손끝에도 있다.

하지만 아무리 젊은 나이라고 해도 치아가 건강하지 않으면 10년 이상 나이가 더 들어 보일 수 있다. 하얗고 가지런한 치아는 젊음의 상징이다. 치과 치료에서 미적 요소를 중요시하는 것은 이 때문이다. 건강한 치아를 가졌다면 그것이 바로 젊음을 말한다. 그뿐만 아니라 튼튼한 치아를 가졌다면 잘 씹고, 잘 먹을 수 있기 때문에 건강을 유지할 수 있고, 좀 더 젊게 살아갈 수 있다. 나는 오늘도 환자의 입속을 들여다보면서 이 치료가 끝나면 몇 살은 더 젊어 보이기를 기원한다.


이 책에는 치과의사가 알려줄 수 있는 치아 건강에 관한 의학적 서술은 그리 많이 담겨있지 않다. 그냥 가볍게 앉아 다른 환자의 이야기와 치과의사 유원희의 일상을 들여다보며 그 속에서 치아를 왜 관리해야 하는지, 어떻게 관리해야 하는지, 무엇이 치아 건강을 해치는지 알 수 있도록 쉽고 간단하게 설명해두었다. 어렵고 복잡한 의학적 지식은 의사의 머릿속에 담아두면 되고, 환자는 좋은 의사를 선택하는 안목을 기르고 그런 의사의 관리와 치료를 정기적으로 받기만 하면 된다.

다만, 이 책을 통해 많은 사람이 치과 치료에 있어서 정기적 관리와 예방이 얼마나 중요한지 깨달았으면 하는 바람이다. 적절한 시기에 치과 치료를 받고, 매일 꾸준히 치아를 관리하는 것은 치아 건강에 가장 중요한 요소다. 치과 질환을 예방하고 치아 건강을 유지하는 비결은 생각보다 어렵지 않다. 그저 정기적인 치과 방문! 청결한 치아 관리! 이 두 가지만 지키면 된다.

한국에서 처음 개업했을 때보다는 치과 정기 진료에 관한 인식이 많이 나아진 편이지만, 아직도 어르신 중에는 "나 아직 치과 치료 한 번도 안 받았어!"라며 자랑스레 말씀하시는 분들이 있다. 부디 이 책을 통해 '치과는 아파야 가는 곳'이라고 생각하는 인식이 조금이라도 바뀔 수 있기를 간절히 바라본다.

이 책이 나오기까지 옆에서 많은 도움을 준 사랑하는 아내이자 내 평생 가장 가까운 친구 송경애(송주온)에게 감사한 마음을 전한다. 다 큰 성인이 되어서도 아버지와 어머니의 크루즈 여행에 기쁘게 동행해 큰 즐거움이 되어주고, 나눔을 실천하는 삶을 함께 따라주는 두 아들 충언, 진우에게도 사랑하는 마음을 전한다.

2020년 가을

WY치과 원장 **유원희**

"함께해주셔서 감사합니다."

WY치과와 함께하고
미소 지은 환자들의 한마디

This is my first visit of a Korean dentist but it definitely is
the best I've ever had!
_ Dr. Hans-Christian Baertels (前 CFO BMW)


Great Experience at the dentist!
_ Harald Behrend (前 President & CEO Mercedes-Benz)


What a great clinic! My teeth are brighter and the spirit in this office is
even brighter.
_ Ahmed A. Subaey (포스코건설 사내이사)


Great service, probably the most through dental check-up
I ever had and NO PAIN!
_ Karim Fettous (President, North East Asia Gucci)


앓던 이 뺀 날!! 너무 좋아요!
_ 조인수 (아웃백 스테이크하우스 대표이사)


I am so impressed by WY's courteous and prompt dental service.
_ Dominic Barton (주중국캐나다대사)

10년 동안 WY치과를 다녔는데 원장님과 직원분들이 한결같이 친절하고
따뜻하게 대해주어 고맙습니다. 치과에서 치료받는 도중에
잠이 들 정도로 아프지 않고 편안하게 해주니 최고의 치과의사 아닐까요?
**_ 양재택 (법무법인 채움 고문변호사)**

항상 친절하고, 밝고, 섬세한 치료
Happy한 WY치과!
사회의 진정한 봉사자 유 원장님!
**_ 성중기 (서울시의원)**

Dr. Yoo and his team has always taken good care of us and our teeth
during our 7 years stay in Korea. He is the first dentist I know we could
go to without apprehension and even my children would visit his clinic
with pleasure.
**_ Gareth Machin (Senior Manager GE)**

I have lived and worked in many cities around the world and found WY
the most pleasant professional dental service I have experienced-will
always come back.
**_ Brian Newman (Co-founder & CEO Green Cities Asia LTD)**

Thank you for 6 years of excellent dentistry for our family.
_ **Geert Broos (Vice President and Director of Marketing Coca-Cola)**

The best service for the best people! Thanks for the Smile!
_ **Christopher Wood (前 CEO ELCA)**

Excellent! Now I can smile!
_ **Gordon Watson (Vice President AIA)**

Very good reliable service. Always happy to help
_ **Andrew Orme (前 President Bayer)**

Thank you so much for your kindness, patience and
excellent dental expertise.
_ **George Wagner (Chairman Schering)**

14년 전 처음 진료를 받았던 게 엊그제 같은데 저와 가족을 위해 늘, 한결같이
진료해주신 원장님과 WY 식구들에게 무한한 신뢰와 감사를 드립니다.
_ **이원욱 (금파산업 대표이사)**

가장 신뢰할 수 있고 구성원 모두 환자에 대한 따뜻한 정성이 느껴지는 치과!
병원 방문하는 것이 부담이 아니라 즐거운 곳이다!
_ 전용욱 (숙명여자대학교 글로벌사회교육원 원장)


오래전부터 한 20년 이상 치료받았는데 너무 만족스러웠어요.
그사이에 정말 친절하고 매우 전문적으로 도와주셔서 감사합니다.
_ 막심 볼코프 (주한 러시아 대사대리)


Dr. Yoo is an excellent Dentist!
The only one in Seoul worth working with!
_ Poul Hoiness (前 Ambassador Denmark)


Dr. Yoo and his work very professional and checking very meticulously-
top notch office.
_ Hugo Palacios (Manager Bosch)


Quick & Easy-very friendly!
_ Steve Pappas (Country Manager Costco)

Terrific treatment as good as any in the world
_ Stephen Bear (Director McKinsey)


올 때마다 반가운 미소로 맞아주셔서 치과 오는 것이 즐겁습니다.
한국에 올 때마다 찾게 되는 WY치과
_ 임언정 (커뮤니케이션 매니저)


한 번 치료해주신 부분에 대해서 끝까지 책임지는 모습에 감동했습니다.
_ 수키 김 (작가)


3개월 동안 병원 오는 것이 즐거웠습니다.
항상 즐겁게 맞아주시고 친절히 치료해주셔서 감사합니다.
_ 송경태


걱정 많이 했었는데…….
원장님께서 정말 자상하게 치료해주셔서 큰 어려움 없이 치료했습니다!
_ 양은주

# CONTENTS

WELL

PART
1

## 누구 하나
## 소중하지 않은 환자는 없다

# 씹어야 산다

◆

나에게는 누구 하나 소중하지 않은 환자가 없다. 그들에게 가장 완벽한, 제대로 된 치료를 해주고 싶은 마음을 항상 가지고 있다. 그래서 나는 우리 병원을 찾는 모든 이들이 치과 치료에 거부감을 느끼지 않도록 노력하고 좀 더 편안한 상태로 진료받기를 진심으로 바란다.

# 누구 하나
# 소중하지 않은
# 환자는 없다

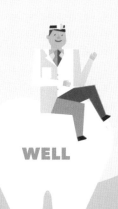

WELL

# 미국에서 온
# 치과의사 유원희

Dentist from U.S.A.

1988년 미국 치과대학원 졸업

1990년 미국 뉴저지 에디슨 타운에서 치과 개원

1997년 미국 병원을 정리하고 한국행

이런 특이한 이력을 알고 있는 이들은 하나같이 한국으로 돌아온 진짜 이유를 궁금해한다. 그도 그럴 것이 미국 병원을 접고 한국으로 돌아왔다면 으레 드라마틱한 스토리를 기대할 것이다. 이를테면 누군가에게 어마어마한 제안을 받았거나, 피치 못할 사정으로 쫓기듯 떠나왔거나, 타국에서 적응하기 힘들었거나, 병원이

망해서 고국으로 돌아와 어렵게 재기한 그런 극적인 전개 말이다. 하지만 내가 한국으로 돌아온 이유는 의외로 단순하다. 사랑하는 아내와 아이들, 내 가족 때문이었다.

당시 아내는 한국에서 여행사를 운영하고 있었다. 아내 역시 중학교 때 미국으로 건너가 오랜 시간 미국 생활을 해왔지만, 대학을 졸업하고 한국으로 돌아와 사업을 시작했다. 그러던 중 나와 결혼하게 되었고, 몇 년이 지난 후부터는 한국과 미국을 오가며 생활했다. 아내의 사업이 점점 성장해 아내가 한국에 머무는 시간이 많아지면서 두 아이를 한 명씩 맡아 키우게 됐다. 아내는 늘 '가족은 함께 있어야 하는데……'라는 애틋한 마음을 가지고 있었고, 실제로 그런 마음을 자주 표현하곤 했다. 그 생각은 나도 마찬가지였다. 함께하며 든든한 힘이 되어주는 것이 가족이라고 생각했기 때문이다. 그렇게 지내오던 어느 날 아내가 진지하게 한국에 정착하고 싶다고 얘기했다. 나는 그런 아내의 뜻을 함께하기로 결심했다.

물론 여러 가지 상황을 따져보면 절대 쉽지 않은 결정이었다. 고등학교 때 온 가족이 이민 가서 정착한 미국은 내 삶의 터전이자 또 다른 고향이라고 생각할 만큼 친숙한 곳이었다. 오히려 한국을 떠나 있었던 시간이 더 길었기 때문에 나의 조국은 어느새 낯선 곳이 되어있었다. 그뿐만 아니라 연세 드신 부모님과 친척들 모두 미국에 계신 상태였고, 이미 7년 동안 안정적으로 병원을 운영하고 있던 터라 홀가분하게 떠날 수 있는 상황은 아니었다.

미국에서 치과의사 면허를 받고, 무일푼이었지만 처음으로 은행에 찾아가 '개원해야 하니 대출해달라'고 당당하게 요구했었다. 몇 차례 인터뷰하고 경영계획서를 제출하고 나서 30만 달러(1990년 당시 한화 약 2억 1천만 원)를 대출받아 개인 치과를 개원했다. 젊은 혈기와 한국인의 근성으로 누구보다 열정적으로 일했고, 그렇게 일군 미국 생활에 큰 애착도 가지고 있었다.

꾸준히 찾아오는 환자들은 점점 늘어 갔고 멀리에서도 치과 치료를 받으러 일부러 찾아오는 환자들까지 생겨났다. 그렇게 몇 년을 열심히 병원 운영에 매달린 결과 5년 만에 대출금을 모두 상환할 수 있었다. 1990년 한국의 최저임금이 690원이었는데 2020년 최저임금이 8,590원인 것을 감안하면 화폐 가치는 아마도 10배 이상 차이가 날 것이다. 그 말인즉, 25억 정도의 대출금을 5년 만에 갚아낼 만큼 꽤 안정적으로 병원을 운영하고 있었다는 얘기다.

그렇게 잘 되는 병원을 접고, 나를 믿고 찾아주는 수많은 환자를 뒤로하고 한국으로 돌아와 모든 것을 새롭게 시작한다는 것은 어쩌면 인생을 건 모험과도 같았다. 하지만 여러 가지 상황을 고려해야 하는 현실에서도 한국행을 결정하는 데는 조금의 망설임도 없었다. 불확실한 미래에 대한 두려움이나 불안감보다는 설레는 마음이 더 컸다. 오로지 사랑하는 아내와 아이들과 함께할 수 있다는 것이 용기를 내게 한 전부였다.

하지만 막상 한국행을 결정하고 부딪힌 가장 큰 난관은 한국 치과의사 자격증을 새로 취득해야 한다는 것이었다. 한국 치과대학 졸업생들과 똑같은 조건으로 똑같은 시험을 치러야 했다. '미국에서 온 치과의사'라고 해서 그 어떤 특혜도 없었다. 물론 미국에서 공부했던 이론들과 큰 차이는 없었지만, 한국 교과 과정에 맞춰 나눠진 13개 이상의 과목을 짧은 시간 안에 습득해야만 했다. 특히 보건 의약 관계 법규는 그야말로 생소한 단어들 투성이었다. 결국 첫해에 치른 시험에서 낙방하고 다음 해에 3개월 동안 집중적으로 공부해서 당당히 합격했다.

한국으로 돌아와서는 곧바로 개원하지 않았다. 한국 치과의 분위기를 살펴야 했고, 운영 방식이나 환자들이 원하는 치료 방향 등을 익힐 시간이 필요했다. 네트워크 방식으로 운영되는 대형 병원에 페이 닥터로 1년간 근무했는데, 한국 치과의 분위기를 많이 익힐 수 있는 시간이었다. 다만 미국에서 치과를 운영하던 방식이나 치과에 대한 환자들의 인식이 한국과 너무 많은 차이가 있어 혼란스러웠던 것도 사실이다.

우선 하루에 영혼 없이 너무 많은 환자를 상대해야 한다는 것이 가장 힘들었다. 미국에서는 진료의 수가 자체가 굉장히 높게 책정되어 있어 하루에 15명 정도의 환자만 진료해도 병원 운영에 아무런 지장이 없다. 그래서 1시간에 1~2명의 환자를 여유롭게 진료하는 것이 가능했지만 한국의 치과는 상황이 달랐다. 최대한 빨리, 좀 더 많은 환자를 봐야 병원 운영이 가능했기 때문에 한 명의 환자에게 많은 시간을 할애하거나 배려하기 어려운 현실이었다. 당연히 환자와의 충분한 소통은 불가했고, 그 과정에서 신뢰를 쌓아간다는 것도 모두 뜬구름 잡는 이야기였다.

개원하기까지 많은 혼란으로 한국행을 후회하기도 했고 방황도 많이 했지만 결국 1년 뒤 개원하고 나서야 미국에서 운영하던 방식 그대로 환자들을 진료할 수 있었다. 환자들이 대기하며 많은 시간을 허비하지 않도록 최대한 여유롭게 예약을 받았고, 편안한 마음으로 느긋하게 치료받을 수 있도록 소통하고 배려하려 노력했다. 점차 입소문이 나기 시작했고, 가족이나 지인의 소개를 통해 병원을 찾는 사람들이 늘어 갔다.

미국에서는 병원을 지정해 가족 단위로 함께 다니기 때문에 의사가 환자의 병력과 가족력, 건강 상태 등을 훨씬 더 면밀히 파악할 수 있다. 그래서 주치의, 패밀리 닥터, 홈닥터 개념이 존재한다. 우리 병원에는 할아버지, 할머니, 아들, 딸, 손자, 손녀까지 3대가 함께 찾는 가족이 유독 많다. 말하자면 나는 그 가족의 '패밀리 닥터'인 셈이다.

지금은 이러한 서구 문화도 점차 익숙해지고 있지만, 한국에서 처음 개원했던 1998년만 해도 치과 문화에 대한 인식은 미국과 한국이 확연하게 달랐다. 대다수의 사람이 '스케일링은 오히려 치아를 상하게 하는 것'이라 생각했고, '아프지도 않은데 치과를 왜 가야 하지?'라고 생각하는 경우가 훨씬 더 많았다. 하지만 이제는 적어도 1년에 한 번은 스케일링을 꼭 해야 하고 치과 정기 검진을 받는 것이 더 큰 질환을 예방할 수 있다는 것을 아는 사람들이 많아졌다. 다만 아직까지 아쉬운 점이 있다면, 한국의 환자들은 아직도 자신의 치과 치료에 있어 소극적이라는 것이다. 처음 한국에 왔을 때는 이런 상황을 전혀 모르고 환자의 의견을 먼저 물었다. 그때 환자의 표정은 '이 의사 잘 모르는 거 아냐?'라는 불신 가득한 표정이었다. 한국의 환자들은 의사의 치료 계획을 수직적으로 받아들이는 입장에 있다. 모든 치료는 의사가 알아서 해주길 바라고, 그러다 보니 정작 자신의 치료에 무관심하고 소극적이다. 상대적으로 의사는 그것이 당연하다는 듯 권위주의에 빠져 있는 경우가 많다. 그러나 미국 환자들은 자신의 치료와 그 선택에 있어서 항상 적극적으로 동참하고 의사와 많은 논의를 한다. 이것이 미국 환자들과 가장 큰 차이점이며, 어쩌면 한국의 환자보다는 의료진이 먼저 변화를 시도해야 할 과제일지도 모른다.

미국 병원을 다른 의사가 인수하기로 결정되고 나서 평소 가깝게 지냈던 몇몇 환자들에게 병원을 정리하고 고국인 한국으로 돌아간다는 인사를 전했다. 그 말을 들은 환자들의 표정과 음성이 아직도 눈과 귀에 선하다. 서운함과 걱정이 가득 담긴 눈빛으로 "나는 이제 어떡하죠?"라고 울먹거리던 환자도 있었고, "원장님 따라 한국 가야겠네요!"라고 말해주는 환자들도 있었다. 그런 환자들과 작별하고 한국에 돌아와 인생 2막을 펼친 지도 어느덧 23년이 흘렀다. 정말 고마운 것은 미국에서 나에게 치료받았던 환자들이 한국에 되돌아온 경우, 백방으로 나를 찾아 결국 진료를 받으러 와준다는 것이다. 그렇게 미국에서 의사와 환자로 만났다가 한국에서 다시 이어진 인연이 어느덧 수십 명을 넘어섰다. 현대 사회에서 인연은 인스턴트처럼 가볍게 이어지고, 빠르게 스치고, 금세 식어버리고, 이내 잊힌다. 하지만 나와 인연을 맺은 많은 이들은 서로가 서로에게 따뜻하고 은근하게 스며들어 10년, 20년의 세월을 함께하고 있다. 참 감사한 일이다.

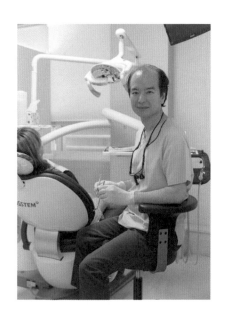

# 당신이 나의 본국에 있는
# 치과의사보다 낫다

You are better than my back home dentist

"여기 원장님이 외국 사람이에요?"

"아니요, 저희 원장님 한국분이에요. 무슨 일 때문에 그러세요?"

"다행이네! 아니, 벽에 죄다 외국 사람이야. 난 또 원장님이 외국인인 줄 알았네."

우리 병원 입구에 들어서면 벽면 한쪽을 가득 채우고 있는 액자들이 눈에 띈다. 처음 병원을 방문하는 사람들은 한참 동안 그 벽 앞에 머물곤 한다. 그러다 궁금증이 생긴 분들은 왜 외국인 사진이 많은지, 혹시 원장이 외국인인지 종종 질문하기도 한다.

보통 강남의 피부과나 성형외과에 가면 원장이 유명 연예인들과 찍은 사진을 걸어놓곤 한다. 그만큼 유명인들이 자주 찾는 병원이라는 것을 홍보하고 싶기 때문이다. 우리 병원에도 가끔 유명 연예인의 협찬 문의가 들어오곤 하는데, 그런 마케팅 방식은 정중하게 거절하고 있다. 그래서 우리 병원에는 소위 잘나가는 연예인의 협찬 사진은 단 한 장도 없다.

벽면을 장식한 사진들은 대부분 오랜 기간 우리 병원에 다니고 있는 외국인, 글로벌 CEO, 주한 대사들과 친분이 두터운 몇몇 국내 환자의 소중한 사진들이다.

우리 병원에 파란 눈의 외국인 단골이 많은 것은 사실이다. 외국인 환자를 유치하려고 따로 마케팅이나 홍보를 하고 있지는 않은데, 내원 환자의 40% 이상은 외국인 환자다. 한국에서 처음 병원을 오픈했던 90년대 후반에는 해외에서 한국 의료기술에 대한 불신이 컸었다. 한국에 머무르던 다국적 기업 인사나 외교관들은 대부분 한국의 치과를 믿지 못해 자국으로 돌아가 치료를 받곤 했었다. 사실 그 당시만 해도 영어에 능통한 의사들이 거의 없었기 때문에 그들의 입장에서는 별다른 선택지도 없었을 것이다. 하지만 우리 병원은 영어에 능통한 직원들이 있고 의사인 내가 영어로 원활한 의사소통이 가능하기 때문에 편하게 찾아주는 것 같다. 그렇게 치료받고 돌아간 사람들의 입소문으로 또다시 그들의 지인

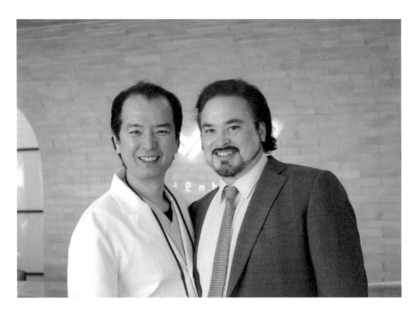

우리 병원에 파란 눈의 외국인 단골이 많은 것은 사실이다.
외국인 환자를 유치하려고 따로 마케팅이나 홍보를 하고 있
지는 않은데, 내원 환자의 40% 이상은 외국인 환자다.

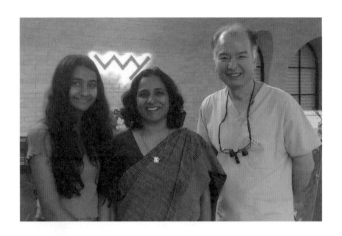

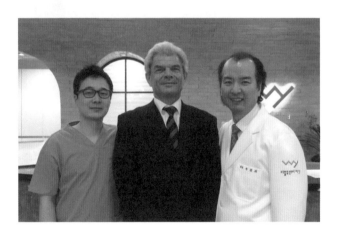

이 찾아온다.

그날 역시 우리 병원에 새로운 미국인 환자가 찾아왔다. 지인의 소개로 오게 되었다는 그는 진료실에 들어서며 다소 긴장한 듯 보였다. 가볍게 눈인사를 하고 조심스럽게 말을 이어갔다. 몇 마디 건네보던 그는 의사소통에 전혀 문제가 없다는 것을 인식하자 편하게 이런저런 이야기를 하기 시작했다. 환자는 미국에 있을 때는 6개월에 한 번씩 꼭 정기적으로 검진을 받았지만, 일 때문에 한국에 거주하면서 그러기가 쉽지 않았다고 했다. 의사소통이 가장 큰 문제였고, 병원을 선택하는 일도 어려웠다고 털어났다. 때문에 늘 휴가차 미국의 집으로 돌아가서야 검진을 받고 다시 한국으로 돌아오기를 수년간 반복해왔다며 '내가 잘 찾아온 거 맞지?'라는 듯한 웃음을 보였다.

미국에서 치과를 운영하고 있을 때 미국인들은 보통 6개월에 한 번씩은 병원에 들러 정기적으로 검진을 받았다. 그게 너무나도 당연한 일이었고, 또 그들의 문화였다. 자신의 고향에서야 아무것도 아닌 일이었지만 낯선 한국 땅에서 치과 치료를 받는다는 건 큰 부담이었을지도 모른다. 치과 치료는 환자와 의사가 끊임없이 소통하는 것이 중요하기 때문이다. 어디가 불편한지, 지금 느낌이 괜찮은지, 통증은 없는지 등 간단하게라도 환자는 자신의 느낌을 전달해야 한다. 그런데 의사소통에 문제가 있다면 제대로 된 치료를 받기가 어렵다. 아마도 환자는 이 부분이 가장 고민스러웠을 것 같다.

환자와 나는 꾸준히 소통하며 치료를 잘 마쳤고, 입을 헹구고 의자에서 일어나는 그의 표정이 다소 긴장했던 처음의 표정과는 사뭇 달라져 있었다. 그는 밝은 미소와 함께 엄지를 치켜세우며 한마디 했다.

"You are better than my back home dentist!"

'당신이 나의 본국에 있는 치과의사보다 낫다!'라는 표현이다. 이 말은 그간 미국을 오가며 치과 치료를 받아야 했던 수고로움을 날려버렸다는 감사의 표현이자 나에 대한 최고의 찬사였다. 그의 말이 큰 힘이 되어 얼마 전에는 그의 사진과 함께 'Better than your back home dentist!'라는 문구를 넣어 배너를 제작해 병원 입구에 설치해두었다. 엄지를 치켜세운 그가 낯선 땅에서 치과 치료를 받기 두려워하는 다른 외국인 환자들에게 안심하고 진료를 받으라는 일종의 권장 메시지다.

사실 우리 병원에는 치료를 잘 받고 난 뒤, 잊지 않고 감사의 표현을 해주시는 환자분들이 유독 많은 편이다. 오고가는 정이 넘쳐

나는 병원이라고 해도 전혀 어색하지 않을 정도다. 손수 정성껏 키운 고구마, 감자, 옥수수 등을 양손 가득 무겁게 들고 오셔서 건네주시는 분들부터 때마다 갓 짠 참기름이나 빛깔 고운 고춧가루, 직접 담근 과일청과 김치 등을 먼길 오시며 챙겨주시는 분들도 있다. 하나하나 귀하고 소중하고 감사하지만, 환자에게 듣는 이런 말 한마디가 의사인 내게는 큰 보람이자 힘이 된다.

# 까다로운 글로벌 CEO들이
# 선택한 치과

Global CEO's favorite dentist

아내가 30년 이상 기업체 전문 여행사를 경영하면서 외국기업 거래처가 400개 이상 되었다. 아내는 외국인들을 만날 때마다 자신의 명함과 내 명함을 함께 건넸다고 한다. 사업가적 기질을 타고난 아내는 글로벌 기업의 수장들을 만날 때에도 전혀 기죽거나 주저하지 않고 적극적으로 남편인 나와 병원을 홍보해주었다.

아내의 세련된 내조가 통했던 것일까? 그것을 인연으로 에스티 로더ESTÉE LAUDER, 샤넬CHANEL, 구찌GUCCI, 디올Dior, 벤츠Benz, 에이스생명 ACE Limited, 에스오일S-Oil, 크라이슬러CHRYSLER, 유나이티드에어라인United Airlines, 보스BOSS 등 헤아리기 벅찰 정도로 많은 글로벌 기업의 CEO

들이 찾아와 진료를 받고 있다. 그들은 한국에서 근무하는 동안 우리 병원을 찾아 정기 검진과 필요한 치료를 받는다. 한국 근무를 마치고 자국으로 돌아갈 때는 후임 CEO에게 우리 치과를 소개해 주기도 한다. 뿐만 아니라 비즈니스 때문에 한국을 다시 방문할 때는 빡빡한 일정 속에서도 치과 스케줄을 반드시 포함시켜 진료를 받으러 오는 경우가 많다.

크리스챤 디올 꾸뛰르의 한국 지사장(2020년)인 레이몬드 데이비드Raymond David 대표가 그런 케이스의 환자다. 중후한 매력을 지닌 레이몬드 데이비드 대표는 샤넬의 한국 지사장으로도 오랜 기간 근무했었다. 그때 아내와의 인연으로 치과를 방문해 첫 치료를 받았고, 그 이후로도 쭉 우리 병원에 다니고 있다. 지난 몇 년간은 디올 타이완 지사장으로 발령 나서 한국이 아닌 타이완에 머물렀지만, 한국에 올 때면 늘 구강 관리를 받기 위해 우리 병원을 찾았다. 그래서 그의 치아는 비슷한 연령대의 사람들보다 매우 관리가 잘 되어있고 건강한 편이다. 관리의 중요성을 다시 한번 느끼게 해주는 대표적인 모범 환자다.

레이몬드 데이비드 대표는 2년 전에 다시 디올의 한국 지사장으로 복귀해서 현재도 왕성한 활동을 펼치고 있다. 서울에 복귀한

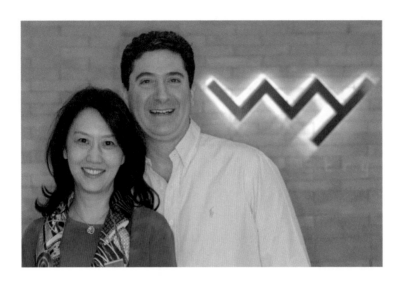

레이몬드 데이비드 대표는 2년 전에 다시 디올의 한국 지사장으로 복귀해서 현재도 왕성한 활동을 펼치고 있다. 서울에 복귀한 이후 진료를 받으러 온 날, 다시 서울로 올 수 있어서 참 기쁘다며 싱글벙글 웃던 그의 모습에 나 역시도 얼마나 반가웠는지 모른다.

이후 진료를 받으러 온 날, 다시 서울로 올 수 있어서 참 기쁘다며 싱글벙글 웃던 그의 모습에 나 역시도 얼마나 반가웠는지 모른다. 주기적으로 검진과 스케일링을 받으러 내원할 때마다 늘 밝고 편안한 인상을 풍기는 그는 "닥터 유가 있어서 항상 마음이 놓인다!"라며 감사의 마음을 자주 표현하곤 한다.

환자들에게 치료가 끝나고 나서 듣는 칭찬과 감사 인사는 언제나 기분이 좋다. 더구나 세계 패션 업계에서 손가락 안에 꼽히는 브랜드의 CEO에게 듣는 칭찬과 감사는 왠지 난이도가 매우 높은 테스트를 통과한 기분이 들기도 한다.


우리 병원에 오래전부터 다니고 있는 에이스생명 브라이언 그린버그Brian Greenberg 대표이사는 에이스 아메리칸 화재해상보험 한국지사장과 하나생명보험 회장을 맡아 한국에 머물며 인연이 닿았다. 한국 보험 산업 발전에 주된 역할을 하며 굴지의 기업을 이끄는 수장으로, 매사 꼼꼼하고 계획적이고 철두철미한 사람으로 알려져 있다.

한 번은 브라이언 그린버그 대표에게서 급하게 연락을 받았다. 자국인 영국에 잠시 머물다가 교통사고를 당해서 앞니가 부러졌다며 국제 전화를 걸어온 것이다. 어떤 치료를 받아야 할지 물어본

후 당연히 자국에서 치과 치료를 받을 것으로 생각하고 있었다. 그러나 브라이언 그린버그 대표는 '여기서 응급처치만 하고 한국으로 돌아가 닥터 유의 치료를 받고 싶다'는 뜻을 전했다. 바로 치료를 해줄 수 없어 안타까웠지만 우선 가까운 치과를 방문해 응급처치하도록 한 후, 한국으로 돌아왔을 때 파절된 치아를 수복하여 치료를 마무리했다.

이와 비슷한 경우는 또 있었다. 한 외국인 환자가 출장 중 앞니가 부러지는 사고를 당했는데 그는 출장 중 이가 부러지자 곧바로 비행기를 타고 한국으로 돌아와 간단한 치료를 받고 다시 출장을 떠나기도 했다. 이런 환자들에게 나는 더욱더 정성스러운 치료를 해줄 수밖에 없다. 의사를 신뢰하고 찾아주는 환자에게 의사가 해줄 수 있는 최고의 보답은 훌륭한 치료이기 때문이다.

사실 글로벌 기업의 CEO를 진료한다는 것은 어찌보면 매우 부담스럽고 신경 쓰이는 일이다. 그들은 매사 크고 중요한 결정을 내리므로 성향이 무척 신중하고, 예민하고, 깐깐할 수밖에 없다. 까다롭기로 소문난 그들이 분명 치과 치료에 대해서도 예민하고 깐깐하게 평가하고 반응할 테니 치료에 신경이 쓰이는 것은 당연하다. 그러나 나는 수많은 글로벌 CEO를 20년 넘게 치료하며 그들에게 치료에 대한 항의나 불평을 들은 적이 단 한 번도 없다. 그래서 한국에서 치과를 하고 있는 23년 동안 꾸준히 그들을 치료하고 있고, 그 수는 점점 더 늘고 있다.

아내의 여행사에서는 깐깐하기로 소문난 VIP 고객이 있다. 바로 세계적인 코스메틱 브랜드 에스티로더에서 근무했던 크리스토퍼 우드Christopher Wood 前 아시아 총괄 대표다. 그는 미국, 홍콩, 일본 등 여러 나라로 이동이 잦은 편인데, 비행기를 탈 때마다 좌석이나 음식 하나하나를 철저하게 따지고 또 따지는 매우 까다로운 고객이라고 한다. 그래서 아내는 늘 크리스토퍼 우드 대표의 예약이 잡힐 때면 긴장했다고 한다. 그가 그렇게 까다로운 고객이란 걸 전혀 몰랐을 첫 만남에 아내는 겁 없이 그에게 내 명함을 건넸다. 그리고는 "우리 남편 명함이에요. 치과의사인데 한국에서 치과 치료받고 싶으면 찾아오세요. 실력이 아주 좋은 의사예요!"라고 당당하게 소개했다고 한다.

얼마 뒤 크리스토퍼 우드 대표가 진료 예약을 했는데, 그 사실을 알게 된 아내는 종일 안절부절못하며 무척 까다로운 고객이라고 내내 걱정을 했다. 영화배우 조지 클루니처럼 멋진 외모의 크리스토퍼 우드 대표가 병원에 왔고, 나는 여느 환자를 대하듯 정성껏

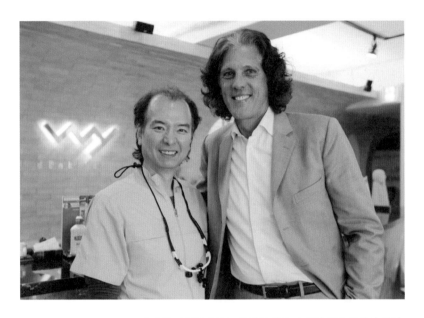

아내의 여행사에서는 깐깐하기로 소문난 VIP 고객이 있다.
바로 세계적인 코스메틱 브랜드 에스티로더에서 근무했던
크리스토퍼 우드Christopher Wood 前 아시아 총괄 대표다.

치료를 해줬다. 치료가 끝난 후 그는 아주 만족스럽다며 아내와 아이들까지 모두 함께 정기적으로 검진을 받겠다고 했다. 그렇게 우리 병원의 환자가 된 지 벌써 15년이 훌쩍 넘은 것 같다. 아시아 총괄 대표가 되고 나서 그는 여러 나라로 이동이 잦아졌지만, 치과 치료만큼은 꼭 우리 병원에서 받았다.

아내는 그 까다롭고 꼼꼼하고 예민한 크리스토퍼 우드 대표를 만족시킨 치과의사라며 유쾌한 웃음과 함께 나를 치켜세우곤 한다. 까다로운 그들의 치료에 대한 높은 기대치를 충족시킬 수 있었던 이유는 나에게 어떤 특별한 내공이 있어서가 아니다.

물론 나는 미국에서 졸업생 중 가장 손재주가 좋은 학생으로 뽑힐 정도로 섬세한 손재주를 가지고 있긴 하다. 그래서 까다로운 환자도 언제 주삿바늘이 들어갔는지 눈치조차 채지 못하는 경우가 많다. 분명한 것은 이런 의료 시술 능력이 그들을 만족시키는 전부는 아닐 것이다. 우리 병원에서 수년씩 치료를 받고, 그들 스스로 자신의 가족과 지인들까지 소개하는 것은 결국 진심이 닿았기 때문이다. 그들의 치료에 정성을 쏟고, 그들의 불편함에 귀기울이고, 그들이 편안하게 치료받을 수 있도록 배려하는 진심을 느꼈기 때문에 그 높은 기대치를 충족시킬 수 있었던 것인지 모르겠다. 마음을 다해 내 가족같이 치료하면 아무리 까다로운 글로벌 CEO라도 마음을 사로잡을 수 있다고 믿고 있다.

# 뒷조사 당한 치과의사
## (ft. 팁 받는 치과의사)

You can count on us

"회장님께서 치료받으실 진료실을 먼저 확인할 수 있을까요?"

"회장님 앉으실 의자를 저희가 준비해도 될까요?"

"회장님이 출발하셨습니다. 의료진이 대기해주시면 좋겠습니다."

"회장님 5분 뒤에 도착하십니다."

자신을 한 기업체의 회장님 비서로 소개한 남자의 전화가 며칠 전부터 병원으로 끊임없이 걸려 왔다. 진료를 예약한 뒤로는 비서가 직접 찾아와 병원을 둘러보기도 했고, 이해하기 좀 어렵다 싶을 정도의 질문도 많았고, 마음이 불편할 정도의 요구도 있었다. 앞뒤 시간에 예약하고 진료받을 환자들이 불편해질 것 같은 걱정에 진료를 거부하고 싶을 정도였다. 하지만 환자를 치료해야 할 의사이기 때문에 그럴 수는 없었다.

비서의 무리한 요구가 있을 때마다 '도대체 누군데?'라는 생각이 들었다. 알고 보니 아내와도 일면식이 있는 대기업의 회장님이었다. 드디어 그 회장님이라는 환자의 진료일이 되었고 병원은 아침부터 분주해졌다. 비서진 몇 명은 미리 와서 대기 중이었고 수시로 전화를 하며 회장님 동선을 확인하고 우리 직원에게 전달했다. 곧 회장님이 병원에 도착했고 진료실에 들어섰다.

"안녕하세요. 환자분 어디가 불편하세요?"

순간 약간 당황해하는 회장님의 표정을 읽을 수 있었고, 얼굴이 하얗게 질린 남자 비서의 얼굴도 보였다. 아마도 깍듯하게 회장님으로 모시지 않고 환자로 대해서 그런 것 같았다. 하지만 진료실에서는 회장님도, 대표님도, 장관님도, 대사님도, 다섯 살 꼬마 아이도 나에게는 모두 똑같은 환자다. 진료 전까지의 모든 과정은 기억 속에서 지우고 환자의 치료에 열중했다. 치료가 끝난 뒤, 회장님은 감사의 인사를 잊지 않았고 비서진들과 함께 썰물처럼 병원을 빠져나갔다.

몇 개월 뒤, 회장님은 두 번째 진료를 예약했고 처음처럼 부산스러운 일들은 일어나지 않았다. 두 번째 진료까지 마치고 나자 회장님은 개인적인 이야기도 하며 친근감을 표했고 그 뒤로도 우리 병원에서 꾸준히 치료를 받고 정기적으로 구강 관리를 하고 있다. 아내의 말로는 그 회장님이 업계에서 까다롭기로 무척이나 유명한 분이며 모든 것이 완벽하게 준비되어 있어야 만족하는 분이라고 했다. 그래서 비서진들이 그토록 유난스럽게 사전 조사를 하고 준비했던 것 같다.

한참이 지나고 나서 알게 된 사실인데, 내가 졸업한 미국의 학교와 운영했던 병원까지 뒷조사했다는 이야기도 들을 수 있었다. 처음에는 '뭘 그렇게까지!'라며 다소 불편한 마음도 들었지만, 그것 역시 그들이 해야 할 일이었을 것으로 생각하며 그냥 이해하기로 했다. 살면서 누군가에게 뒷조사를 당하게 될 일이 얼마나 있을까? 어찌 됐든 이 또한 웬만해서는 경험하기 힘든 색다른 경험이다. 아마도 먼 훗날 이런 기억을 떠올린다면 재미있게 웃어넘길 수 있는 추억이 되지 않을까 싶다.


비단 회장님뿐만 아니라 병원을 찾는 환자 중에는 극도로 예민하고 까다로운 사람들이 있다. 성격 탓인 경우도 있지만, 치과가 두렵기 때문에 그런 반응을 보이는 경우가 대부분이다. 그래서 그들은 최대한 편안하게 해주려 노력해야 하고, 시간이 조금 더 걸리더라도 환자의 상태를 배려해 일일이 확인해가며 진료해야 한다. 의료진의 그런 노력이 더해지다 보면 환자도 서서히 치과 치료에 익숙해지고 의사에게 신뢰가 쌓여 더 편안한 상태로 진료받을 수 있게 된다.

7~8년 전부터 용인에서 따님과 함께 내원하시는 80대 여성 환자분이 계신다. 그 환자분은 병원을 방문하려면 큰 용기를 내서야 할 정도로 치과에 대한 두려움이 매우 크다. 그래서인지 간호사들이 복잡한 안내 사항을 설명할 때면 다소 예민하고 날카롭게 반응하시기도 한다. 그렇게 두렵고 예민해지는 병원에 오시면서도 늘 병원 근처 백화점에 들러 손수 우유를 사주신다. 맛있고 좋은 우유라 챙겨주고 싶은 그 마음이 고스란히 느껴져 언제나 감사한 마음으로 받고 있다.

그런데 얼마 전에는 진료 전에 흰 봉투 하나를 가방에서 꺼내 손에 꼭 쥐여주셨다. "이게 뭘까요? 편지인가요?"라고 묻자, "내가 고마워서 원장님 드리는 거예요! 요즘 코로나 때문에 힘드셨죠? 고생 많으셨어요"라며 웃으셨다. 다 같이 어려움을 이겨내고 있는 시기에 뭔가 위로와 용기를 주고 싶으셨던 모양이다. 환자에게 용기를 북돋아주고 안정시키고 배려해야 하는 입장이지만, 거꾸로 잔뜩 겁먹거나 예민해져있을 환자들에게 힘을 얻기도 한다.

　나중에 봉투 안을 보니 100달러 지폐가 한 장 들어있었다. 나에게 100달러 지폐는 미국에 대한 추억을 떠올리게 하는 특별한 의미가 담겨있다. 넉넉하지 못했던 학창 시절, 100달러 지폐를 처음 손에 넣었던 때의 뿌듯함과 감동은 아직도 생생하게 기억난다. 그래서 내게는 100달러 지폐가 그 어떤 화폐보다 높은 가치로 느껴진다. 그날 집으로 돌아가 아내에게 봉투를 보여주며 한마디 했다.


　"여보, 나 오늘 팁 받았어."

# 나에겐
# 30년 지기 환자들이 있다

Lifetime patients

단골은 원래 무당을 말한다는 설이 있다. 무당이 사는 무당 고을이 줄여져 '당골'이 되고, 이것이 단골로 되었다는 주장이다.

"저 단골입니다."

이렇게 말하면 '저 무당이 사는 마을입니다'라는 우스운 뜻이 된다는 것이다.

또 전라도에서는 단골이 '세습 무당'을 가리키는 말이었다고 한다. 예전 전라도에서는 세습 무당인 단골들이 특정 지역에 모여 거주하면서 길흉화복을 점쳤는데, 손님들은 자주 찾는 무당을 정해두고 점을 치거나 굿판을 벌였다고 한다. 그래서 늘 정해두고 찾는 무당을 '단골'이라고 했고, 늘 정해두고 찾는 손님이나 가게를 오늘날 '단골'이라고 부르게 된 것이라고 한다.

어찌 됐든 식당이나 치과나 단골이 되면 좋다. '식당은 그렇다 치고, 병원에 무슨 단골이야?'라고 생각하는 사람이 있을지 모르지만 이건 병원을 대하는 우리의 태도에 오해가 있기 때문에 생기는 의문이다. 특히 치과는 더 그렇다. 우리는 이가 아파서, 문제가 생겨서 찾아오는 곳이 치과라고 인식하고 있다. 그러나 병원, 특히 치과는 아프기 전에 정기적으로 검진을 받고 필요한 치료를 받아야 하는 곳이다. 그래야 건강을 지킬 수 있고 치료비도 절약할 수 있다. 음식 맛이 좋은 식당에 단골로 가면 주인이 알아서 손님이 좋아하는 특별 요리를 내준다. 손님은 자기 입맛에 맞는 요리를 맛있게 먹고 대접받고 있다는 생각에 기분도 좋아지므로 여러모로 건강해진다. 그것이 단골의 특권이다. 치과도 마찬가지다. 아프기 전에 정기적인 검진을 받고 주치의를 정해 꾸준히 진료받다 보면 치아를 건강하게 관리할 수 있다.

나는 1990년에 미국 뉴저지에서 처음으로 치과를 열었다. 그때부터 온 환자가 있는데 내가 한국으로 와서 치과를 다시 개원한 이후에도 계속 찾아온다. 말하자면 30년 단골이다. 단골이라고 해서 늘 아픈 것이 아니고 온 가족이 검진을 받고 문제가 있는 치아가 있으면 치료를 받는다. 본인은 물론이고 아들, 딸, 사위, 손녀까지 3대가 병원을 찾는다. 몇 년 전에는 둘째 딸이 유방암으로 젊은 나이에 세상을 떠났는데, 그때 그 가족 못지않게 나도 가슴이 아팠다. 이제는 그 아픔을 잘 극복하고 웃음을 되찾은 것 같지만, 가끔 내원해서 딸 얘기가 나오면 여전히 함께 눈시울을 적신다. 이 환자와는 단순히 환자와 주치의 관계가 아니라 서로에게 위로가 되는 사이로 교류하고 있다. 가끔 환자는 우리 병원에 들러 나에게 이런 이야기를 한다.

"원장님 요즘 건강하시죠? 건강하셔서 저보다 꼭 오래 사셔야 해요. 그래야 원장님이 계속 제 치아 봐주시죠!"

환자와 이런 이야기를 30년 세월 동안 나눌 수 있다는 것이 정말 감사하다. 나는 찾아오는 환자를 단순한 돈벌이 수단인 '고객'으로 보는 것이 아니라, 고통을 덜어주고 삶의 질을 높여줘야 할 '환자'로 본다. 내가 그들의 삶에 조금이나마 도움이 될 수 있다는 것이 행복하고, 단순히 환자와 주치의의 관계가 아닌 30년 지기 친구 같은 관계로 거듭날 수 있다는 것이 그저 감사하다.

사람의 인연이라는 것은 일방적일 수 없다. 반드시 양방의 흐름이 있어야 한다. 서로가 서로를 생각하고 마음이 오간다면 10년, 20년, 그 인연은 이어질 수 있다. 그것이 환자와 의사의 관계라 하더라도 그 인연의 흐름이 지속적으로 이어진다면 인간적 관계로 발전해나갈 수 있다. 내 삶을 풍요롭게 하는 것은 바로 이런 환자와의 인연을 지속해나가는 것이 아닐까 생각해본다.

오늘, 우리 치과에 자주 방문하는 환자의 4살 딸아이에게서 카드 한 장을 받았다. 한글을 배우고 처음으로 카드를 써보았다는 꼬마는 감사하게도 그 첫 번째 카드를 의사인 내게 써주었다. 고사리 손으로 한 자 한 자 꼭꼭 눌러 쓴 글씨가 하루의 피로를 모두 씻어주는 것 같았다. 부디 이 꼬마 환자가 초등학생이 되고, 대학생이 되고, 성인이 될 때까지 인연을 이어나갈 수 있길 바라본다.

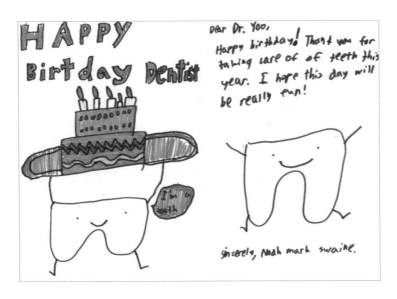

♦ 어린이 환자에게 받은 60세 생일 축하 카드

# 환자와 의사의 신뢰가 형성되면
# 의료 사고는 발생하지 않는다

You are in good hands

"원장님, 제가 신장 질환으로 투석을 받고 있어요. 동네 치과를 가려고 하니 대학병원으로 가야 한다고 하는데, 영 번거로워서요. 혹시 원장님이 치료해주실 수 있나요?"

10여 년 전쯤, 신장 질환으로 일주일에 세 번씩 투석을 받고 있다는 환자가 찾아왔다. 이 환자는 아마도 동네에 있는 가까운 치과를 몇 차례 방문했다가 대학병원 진료를 권유받았던 것 같다. 사실 이렇게 전신 질환이 있는 환자들의 경우 그만큼 위험이 있어 개인 병원에서는 진료를 부담스러워하는 경향이 있다.

환자의 일주일 투석 일정, 질환의 현재 상태, 지속적으로 복용하고 있는 약, 평소 상태 등을 꼼꼼히 확인했다. 이것저것 질문하는 동안 환자는 내내 걱정스러운 표정이었다.

"네, 이 정도면 제가 충분히 관리하고 치료할 수 있을 것 같습니다. 전신 질환을 겪고 계신 분들도 우리 병원에 종종 오셔서 치료받으시니 걱정하지 마시고 컨디션 조절만 잘해주세요."

내내 걱정스러워하던 환자의 표정이 금세 밝아졌다. 환자는 그날 이후로 10년 넘게 우리 병원에 정기적으로 방문하며 치과 치료를 받고 있고, 그간 큰 어려움 없이 임플란트나 다른 보철 치료도 잘 받았다. 지금은 환자의 가족분들도 우리 병원에서 함께 치료받고 있다.

물론 전신 질환을 가지고 있는 환자를 관리하고 치료하는 것은 결코 쉬운 일이 아니다. 치료하는 동안 절대 방심해서도 안 되고, 계속 모니터링하며 치료해야 하므로 시간도 훨씬 더 오래 걸린다. 건강한 환자보다 몇 배는 더 신경 써서 치료해야 하고, 신경을 아무리 많이 써도 예상치 못한 응급 상황이 발생할 수 있다. 그러나 나는 미국에서 이미 이런 전신 질환 환자나 에이즈AIDS(후천성 면역 결핍증) 환자도 여러 차례 치료해왔기 때문에 감당할 수 있다고 판단했고, 환자의 주치의가 되기로 결정했다.

무엇보다 내가 이 환자를 치료하지 않으면 그 뒤로 어떤 상황이 펼쳐지게 될지 눈에 선했다. 매주 3회씩 투석을 받으러 다니는 환자는 또다시 치과 치료를 위해 대학병원을 힘들게 예약하고, 이동하고, 기다리는 수고로움을 더해야 한다는 걸 너무도 잘 알고 있었다. 내 선에서 환자의 관리가 충분히 가능하다면 환자를 치료하는 것이 의사의 도리라고 판단했다. 조금 힘들더라도 내 기준에선 그것이 옳은 선택이었다.

10년 넘게 환자를 치료하면서 환자의 상태가 좋아졌다 나빠지기를 반복했는데, 그 모든 과정을 함께하며 같이 기뻐하고 안타까워했다. 이런 과정에서 환자와 주치의 사이에 차곡차곡 신뢰 관계가 형성된다. 그렇게 신뢰가 형성되면 치과 진료를 받을 때 환자가 의사에게 정신적으로 많이 의지할 수 있다. 그만큼 심리적으로 안정적인 상태가 되고, 그 때문에 돌발적인 상황은 거의 발생하지 않는다.

해마다 의료 분쟁 상담센터에 접수되는 상담 요청이 약 6만 건 이상이라고 한다. TV에서도 의사와 환자 간에 발생한 의료 분쟁을 다루는 뉴스를 심심치 않게 볼 수 있다. 그럴 때마다 안타까운 생각이 든다. 병원에서는 지금 이 순간에도 환자를 치료하고 그들의 생명을 구하거나 고통을 줄여주기 위해 수많은 의료진이 땀흘리고 있다. 하지만 환자와의 분쟁은 어쩔 수 없이 늘 공존한다. 의료 분쟁은 문제를 제기한 환자나 병원 측 모두에게 큰 상처가 된다.

감사하게도 나는 지난 30년간 단 한 건의 의료 사고나 분쟁에 휘말리지 않았다. 어느 날 그 이유를 곰곰이 생각해보다 결론을 내렸다. 바로 환자와의 두터운 신뢰 관계를 쌓고 있는 것이 그 이유였다. 수술실이나 치료실에 들어서면 환자는 외로워진다. 고통과 두려움을 온전히 혼자서 감당해야 한다고 생각하기 때문이다. 치료하는 입장에서 의사는 환자의 고통과 두려움을 먼저 알아차리는 것이 중요하다. 몸을 치료하는 것 이상으로 마음의 치유가 필요한 사람들이다. 그렇기 때문에 그들이 의사를 믿고 의지하면서 편안하게 치료받을 수 있도록 충분히 배려하고 공감해주어야 한다. 환자가 의사를 믿고 잘 따라와주면 훨씬 더 좋은 치료 결과를 얻게 된다.

# 신뢰는 하루 아침에
# 이루어지지 않는다

### Trust is not built over night

'꼬르륵~!'

조용한 진료실의 적막을 깨는 소리가 들린다. 간혹 긴장한 환자의 배에서 복명이 날 때가 있는데 이럴 땐 환자가 무안하지 않도록 "흠! 흠!"하며 헛기침을 하거나 위생사에게 치료에 관한 말을 걸어 상황을 마무리한다. 의료진에게 '베드사이드 매너 bedside manner(환자를 대하는 태도)'가 필요하기 때문이다. 긴장한 환자에게 더 스트레스를 주어서는 안되므로 의사에게는 치료 기술 못지않게 이런 매너도 중요하다.

병원에 대해 가지고 있는 일반적 이미지는 엄숙하고 두려운 곳일 경우가 많다. 알 수 없는 중압감 때문에 병원에 오면 없던 스트레스도 생기고 유독 긴장하는 사람들이 있다. 병원이라는 공간이 주로 아픈 사람이 오는 곳이기에 조심스럽고 긴장감이 흐르는 것은 당연하다. 또한 의사라는 직업은 사람의 생명을 다루는 직업이라 신중하며, 진지하고, 다소 엄격해야 하므로 그리 편한 대상만은 아닐 것이다.

하지만 환자의 입장에서는 신중하고 진지하게 치료만 잘하는 의사보다, 편안한 마음을 가질 수 있도록 배려하고 환자를 따뜻하게 대하는 의사를 더 원하고 또 찾게 된다. 의사인 내 생각도 마찬가지다. 다만, 환자를 치료하는 의사이니 치료를 잘해야 하는 것은 물론이고, 환자를 대하는 태도에 있어 좀 더 친근할 필요는 분명히 있다.

우리 병원을 찾는 환자들도 처음에는 치과 치료에 대한 두려움이나 여러 가지 압박감 때문에 다소 긴장된 표정으로 대기하는 경우가 많다. 그러나 진료실에 들어서면 금방 분위기가 바뀐다. 나는 주로 환자의 이야기를 많이 들어주는 편이다. 그러다 보니 환자들은 자신의 통증이나 불편감부터 호소하기 시작해 개인적인 일상이나 고민까지 털어놓기도 한다. 한 명의 환자를 진료하는 시간이 너무 길어지다 보니 간호사들이 '다음 환자 기다리신다'며 난감한 표정으로 사인을 보내기도 한다. 하지만 이런 과정이 그저 환자와 불필요한 잡담을 나누며 진료 시간만 하염없이 길어지게 하는 그런 과정은 아니다. 환자가 긴장을 풀고 마음의 여유를 찾아 치료를 잘 받을 수 있도록 배려하는 것이다.

병원에서는 조용한 분위기 가운데 의사가 온 신경을 집중해 진료와 치료가 행해지므로 함부로 농담할 수 없는 분위기인 경우가 대부분이다. 이런 병원의 분위기 때문인지, 궁금한 게 있어도 의사에게 적극적으로 질문하지 못하는 환자가 훨씬 더 많다. 물론 시간당 여러 명의 환자를 봐야 하는 우리나라 병원의 시스템상 진료실에서 의사와 많은 이야기를 나누기란 쉽지 않다. 밖에서 순서를 기다리며 대기 중인 다른 환자들도 많아 그들의 눈치까지 봐야 하는 환자 입장에서는 더욱 그럴 것이다. 그뿐만 아니라 '이런 질문은 불필요한 게 아닐까? 저 의사가 친절하게 대답해줄까?'라는 생각에 궁금한 게 있어도 입 밖으로 꺼내놓지 못하는 경우도 많다.

그러나 이러한 생각은 잘못된 것이다. 환자는 자신의 질환이나 치료 방법, 의학적 지식에 대한 궁금증을 의사에게 자유롭게 질문할 수 있어야 하고, 의사는 환자가 이해할 수 있도록 최대한 쉽게 설명해줘야 한다. 환자와 의사가 가지고 있는 의학적 지식의 간극을 최대한 좁히는 것이 매우 중요하다. 그래야 환자 스스로 자신의 치료에 더 적극적인 자세를 가질 수 있고, 치료를 선택할 때 더 객관적으로 판단할 수 있다. 즉, 본인의 질환과 치료에 좀 더 주도적 입장에 설 수 있다는 것이다. 이것 역시 환자와 의사가 신뢰 관계를 형성할 수 있는 비결이고 좋은 치료 결과를 얻을 수 있는 방법이다. 적어도 자신의 치료에 있어서 궁금한 점이 있다면 주저하지 말고 언제든지 의사에게 질문할 수 있어야 한다.

# 악기를 연주하듯
# 환자를 치료한다

Like a cellist

 

 

나는 음악을 좋아한다. 노래 부르는 것도 좋아하고, 음악 듣는 것도 즐기고, 악기 연주하는 것을 오랜 취미로 삼고 있다. 고교 시절 남성 중창단에서 활동하면서 어려서부터 성악에 대한 관심이 있었지만, 상황이 여유롭지 않아 지속적으로 활동할 수는 없었다. 그래서 줄곧 음악을 듣기만 하는 쪽이었다. 그러다 서른다섯 살이 되고 나서야 우연히 악기를 배우기 시작했다.

가장 처음 배운 악기는 첼로였다. 유명한 첼리스트인 파블로 카잘스Pablo Casals가 연주한 바흐의 무반주 첼로 연주곡을 우연히 듣고 그 매력에 빠져 첼로를 배우기 시작했다. 그 뒤로 꾸준히 연습해오

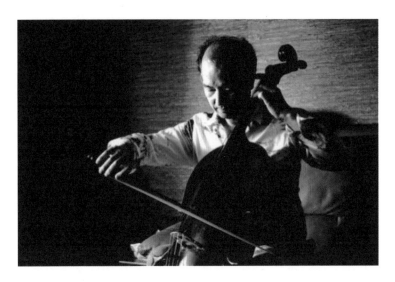

가장 처음 배운 악기는 첼로였다. 유명한 첼리스트인 파블로 카잘스가 연주한 바흐의 무반주 첼로 연주곡을 우연히 듣고 그 매력에 빠져 첼로를 배우기 시작했다.

면서 블루스와 재즈 음악에까지 매료되어 5년 전부터는 컬럼비아 대학 한국 총동문회의 밴드 구성원으로 활동하고 있다. 베이스 주자로 리듬 세션을 담당하고 있는데, 현악기인 첼로를 25년 넘게 연주하다 보니 베이스를 처음 접했을 때 거부감 없이 배울 수 있었다. 그리고 몇 년 전부터는 트롬본도 배우고 있다. 현악기와 달리 연주자의 감정이 호흡을 통해 고스란히 표현되는 관악기는 그만의 매력이 있다. 매주 선생님께 레슨을 받으며 '언젠가는 아름다운 소리를 낼 수 있겠지'라는 희망을 품고 늦은 나이에 입문한 한계를 극복하기 위해 고군분투하는 중이다.

첼로, 베이스, 트롬본 모두 각자가 지닌 매력 넘치는 악기들이다. 그중에서도 따뜻하고 풍부하고 깊은 울림을 지닌, 가을을 닮은 악기 첼로는 독특한 매력을 가지고 있다. 사람의 음색과 가장 비슷한 악기라 첼로를 연주할 때면 그 묵직한 소리가 온몸을 부드럽고 포근하게 감싸 마치 내가 노래하는 것 같은 착각을 느끼게 할 때가 있다.

그런데 이 매력적인 악기는 매우 예민하다. 물론 모든 악기가 예민해서 그 특성에 맞게 잘 다뤄야 하지만 특히 첼로는 더욱더 그렇다. 날씨에 따라 악기가 내는 음색이 금세 달라져서 습도가 높은 날 첼로는 마치 감기 걸린 아이처럼 코맹맹이 소리를 낸다. 그래서 적당한 온도와 습도를 맞춰 관리해주는 것은 필수다. 봄, 가을이 활동하기 가장 좋은 계절인 것처럼 첼로 역시 봄, 가을에 가장 맑고 청아한 소리를 낸다. 또한 현의 조임과 풀어짐의 미세한 차이나 말총으로 만든 활의 관리도 매우 중요하다. 그 작은 차이에도 완전히 다른 소리를 내기 때문이다. 이렇게 악기의 민감한 특성을 알아야 하고 그 특성을 잘 아는 사람이 제대로 연주할 수 있다.

치과 치료도 마찬가지다. 마치 악기를 연주하듯 치아의 섬세함을 제대로 알아야 제대로 치료할 수 있다.

우리 치아는 아주 예민하다. 입으로 머리카락보다 작은 이물질이 들어와도 치아와 혀 등이 바로 알아차려 목으로 넘기지 않고 이를 걸러낸다. 의사들이 보철 치료를 할 때 아랫니와 윗니가 서로 교합이 잘 되는지 알아보기 위해 쓰는 교합지 두께는 약 40μ(마이크론)이다. 1000μ이 1㎜이니 교합지 두께가 얼마나 얇은지 짐작될 것이다. 그래도 치아는 그 모든 걸 느낀다. 이것은 유전적으로 치아와 연결되어 프로그램된 자율 반사 신경계 때문이다. 우리 입안의 신경들은 입안에 들어온 물질의 종류와 크기는 물론 경도까지 대부분 알아차릴 정도로 예민하다. 이렇게 섬세한 입안에서 이루어지는 치과 치료는 정교하게 이루어져야 하는 것은 물론이고 환자가 불편하지 않도록 최대한 부드럽게 진행되어야 한다. 순식간에 마취 주사를 놓고, 그다음 진행되는 치료는 무엇보다 정확하고 빠르게 이루어져야 한다. 다소 불편한 자세에서 개구기로 입을 과하게 벌리고 있어야 하는데 이 시간이 길어지면 길어질수록 환자의 부담은 더 커질 수밖에 없다.

무엇보다 사람마다 다른 치아나 잇몸의 특성을 잘 파악해 그에 맞는 적절한 치료를 선택하는 것이 매우 중요하다. 이는 감각의 문제뿐만 아니라 숙련도와 관련된 것이기 때문에 그만큼 많은 환자를 치료한 경험이 있어야 한다. 마치 수없이 많은 연습으로 훌륭한 연주를 할 수 있는 것처럼 말이다.

20세기 첼로의 거장 파블로 카잘스는 95세의 나이에도 하루 6시간의 연습을 이어갔다고 한다. 기자가 왜 천재 첼리스트가 아직도 하루 6시간씩 연습을 하냐고 질문하자 그는 "요새 실력이 조금씩 좋아지고 있다고 느끼기 때문이죠"라고 답했다고 한다. 타고난 재능도 중요하지만 끊임없는 연습으로 천상의 소리를 내고 있는 것이다. 치과의사도 마찬가지다. 손기술도 중요하지만 임상에서의 풍부한 경험도 그만큼 중요하다. 수많은 경험에서 환자마다 다른 치아의 특성을 경험하고 그 경험치가 쌓여 실력이 된다.

악기 연주는 언어적 표현성과 수학적 정확성을 동시에 요구하는 매우 섬세하고 정교한 운동 활동이라고 한다. 즉, 좌뇌와 우뇌를 모두 활용해야 훌륭한 연주가 가능하다는 얘기다. 치과 치료 역시 정교하고, 정확하고, 빠르게 진행되면서 끊임없이 환자와 소통하고 편안하게 배려하는 치료가 이루어져야 한다. 물론 의사의 임상 경험도 충분해야 한다. 그래야 악기의 특성을 알고 악기를 제대로 연주할 수 있는 명장처럼 치아의 특성을 분명히 알고 환자를 제대로 치료할 수 있다. 환자는 그런 의사를 선택하는 안목만 기르면 된다.

# 솜씨는
# 손에서 나온다

Best hands

인간의 신체 기관 중에서 가장 섬세하고 예민한 곳은 어디일까? 물론 개인차가 있겠지만 가장 대표적인 곳은 우리가 매일 사용하는 손이다. 손은 우리 몸에서도 가장 정교하고 섬세한 동작을 할 수 있는 곳이다. 처음 만나 인사를 나눌 때 믿음과 우정의 표시로 서로의 손을 맞잡고 악수하기도 하고, 사랑하는 사람의 손을 꼭 잡아 마음을 전달하기도 한다. 처음 사랑을 느낄 때 가장 먼저 신체 접촉을 하는 곳 역시 손이다. 연인 간 첫 터치의 짜릿함은 손끝을 통해 온몸으로 전달되고 그 감정은 오래도록 기억 속에 남는다. 사람은 평생 무려 250만 번이나 손을 움직인다고 한다. 그만큼 우리의 삶과 떼려야 뗄 수 없는 존재다.

가족이나 친구 등 곁에 있는 사람과 손의 교감을 나누는 것은 늘 필요하다. 손을 잡아주는 횟수가 많을수록 사랑과 믿음이 커지기 때문이다. 미국의 어느 의과대학은 미국프로농구 NBA의 팀 소속 선수들의 스킨십을 분석하고 연구했다. 선수끼리 손을 마주치거나 주먹을 맞대고 서로 어깨를 토닥이는 손길은 패스 성공률과 팀의 승률을 높여준다는 것을 찾아내었다.

또 두 명의 실험자를 마주 보게 하고 손끝으로 상대방을 가리키는데 두 손가락이 가까워지자 손끝에서 미세한 떨림이 나타나는 걸 발견했다. 시간이 지날수록 두 손가락의 진동과 방향이 일치하기 시작했고 뇌에서는 친밀감을 나타내는 부위가 활성화되었다고 한다. 손으로 하는 스킨십이 서로의 긴장을 완화하고 뇌 활동이 활성화되어 친밀감이 높아진다는 걸 보여준 연구라 할 수 있다.

하지만 무언가를 잡는 악력이나 무언가를 터치하는 것만으로 손의 모든 것을 말하기는 어렵다. 손의 비밀은 엄지와 검지 끝부분을 마주 댈 수 있다는 것에 있다. 이것은 우리가 어떠한 작업을 할 때 보다 더 섬세하고 정교하게 할 수 있다는 능력을 의미한다. 사냥하고 농사를 짓는 것은 물론 글씨를 쓰고 요리를 하고 젓가락 혹은 포크를 사용하여 음식을 먹으며 필요한 물건을 손으로 직접 만들 수 있도록 하는 움직임이기 때문이다.

'캐비노티에Cabinotier'라고 불리는 스위스의 시계 장인들은 지름 30mm 시계 판 안에 고작 1~3mm의 초소형 부품을 120개 이상 정교하게 세팅해서 작업한다. 모두 엄지와 검지, 두 손가락에 집중되어 이루어지는 작업이다. 그래서 1년에 2~3개의 시계밖에 만들지 못하지만 그들의 작품은 '시계'를 뛰어넘어 '예술적인 작품'으로 인정받고 있다. 이처럼 인류의 문명과 문화, 예술은 모두 손끝에서 출발하여 이루어낸 것이라 할 수 있다.

그렇다면 사람들을 치료하는 의사의 손은 어떨까? 치과의사가 되기 위한 교과 과정을 보면 거의 후계자 양성을 위한 기술적 훈련을 반복하는 도제에 가깝다. 물론 기본적인 인체 생물학과 생화학, 해부학, 미생물학 등의 기초 과학에 근거해 인체를 공부한다. 하지만, 구강 건강을 위해 진단하고 치료되는 모든 과정은 끊임없이 많은 반복과 경험에 의해 감각을 익히고 다시 그 감각에 의해 정확하고 섬세한 시술이 이루어져야 한다. 다시 말해 머리로 아는 것을 손으로 구현해내야 하고 스승으로부터 전수 받은 손기술이 그 무엇보다 중요한 분야다.

나는 치과대학을 졸업할 때 88명 졸업생 중에서 최고의 재능과

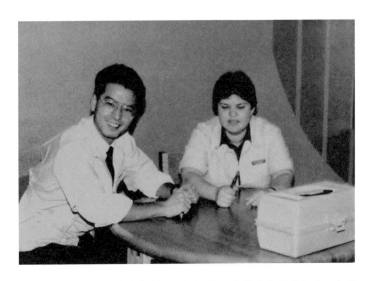

나는 치과대학을 졸업할 때 88명 졸업생 중에서 최고의 재능과 최고의 손기술을 가진 학생을 뽑는 모스트 탤런트(Most talents)와 베스트 핸드(Best hands)로 선정되었다.

손기술을 가진 학생인 모스트 탤런트(Most talents)와 베스트 핸드 (Best hands)로 선정되었다.

4년 동안 서로를 가장 가까이에서 지켜본 동문이 직접 선발하는 모스트 탤런트와 베스트 핸드는 치과의사로서는 그야말로 큰 영광이다. 사실 미국의 치과대학에서는 1학년 교과 과정부터 손을 써야 하는 일이 태반이다. 왁스로 치아 모형을 만들고 치아를 조각하는 실습을 하거나 치아 본을 떠서 치아 모형을 만드는 작업을 반복적으로 실시한다. 나는 이런 실습이 있을 때 늘 가장 먼저 끝내고 가장 완성도 높은 결과물을 제출해 주목을 받곤 했다. 나 역시 치과대학에 들어가고 나서야 나의 손기술과 감각, 재능을 알았다.

긴장과 두려움으로 찾아오는 병원에서 의료진의 손은 보다 나은 치료 효과를 얻기 위해 더없이 소중한 부분이다. 마치 음악처럼 리듬과 예술혼이 담겨있어야 하는 치과의사의 섬세한 손은 환자와의 믿음과 사랑의 가교 역할을 한다. 치과에서 이루어지는 모든 치료는 섬세한 감각이 요구되는 것들이기 때문이다. 그리고 그 모든 것들은 치과의사의 손을 통해 이루어진다. 그런데도 아직까지 수많은 환자들이 병원 선택의 기준을 '가격'으로 정하는 일이 많아 안타깝다. 물론 병원을 선택할 때 치료 비용도 배제할 수 없는 부

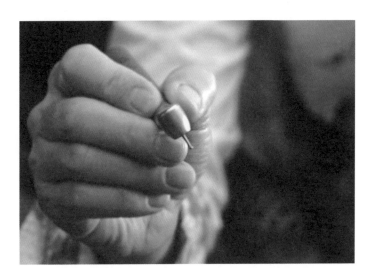

긴장과 두려움으로 찾아오는 병원에서 의료진의 손은 보다
나은 치료 효과를 얻기 위해 더없이 소중한 부분이다.

분이지만 치과를 찾을 때는 그 어떤 조건보다 섬세하게 입속 공간을 다룰 수 있는 솜씨 좋은 의사를 찾아야 한다는 것을 잊지 않기 바란다.

# 오늘 이 진료는
# 환자의 기억에 평생 남는다

Happy memories

"유박사, 어머니께 마지막 효도를 하게 좀 도와주게."

어느 날 병원으로 찾아와서 이런 부탁을 한 사람은 우리 병원의 오랜 환자이기도 하고 내 고등학교 선배인 덕재 형님이다.

"형님, 무슨 부탁인데요. 제가 당연히 해드려야죠."

"나에겐 노모가 계시네. 지금 요양원에 계시는데 연세가 100세가 되셨어."

나는 깜짝 놀랐다. 백 세 노모가 계시다니! 그런데 나를 더욱 놀라게 한 건 그 어머니의 소원이었다. 선배의 어머니는 틀니를 하고 있는데 틀니의 앞부분이 깨져 보기가 흉하고 사용하기도 어려웠다. 그런데 치매까지 있는 노모는 '내 틀니 어딨어?' 하면서 틀니를 찾는다고 한다.

"어머니가 밖으로 나가 치료를 받을 상황이 아니야. 그러니 자네가 와서 어떻게 할 수는 없겠나?"

나는 흔쾌히 수락했다. 병원의 휴무일인 목요일에 요양원을 방문해 틀니를 보강해주겠다고 약속했다. 요양원에 가 선배의 어머니를 뵈었다. 치과에서 사용하는 의료용 의자가 없어 부득이하게 노모를 휠체어에 앉으시게 한 후 치료를 시작했다.

"자, 입을 '아' 하고 벌려주세요."

"이번엔 꽉 물어보세요."

노모는 내가 요구하는 말에 놀랍게도 잘 협조해주셨다. 그 덕에 무사히 진료를 마치고 틀니를 보강할 수 있었다. 선배가 기뻐하는 건 물론이고 옆에서 조마조마하게 지켜보던 큰 따님이 환하게 웃으며 노모의 손을 잡고 말했다.

"아니, 어머니. 어떻게 그렇게 진료를 잘 받으세요?"

노모는 예전부터 치과 진료를 잘 받은 기억이 있어 치매를 앓고 계시면서도 그렇게 또렷하게 기억하고 따라주실 수 있었을 것이다. 사람의 능력은 우리가 아는 이상으로 뛰어나고 기억력도 대단하다. 곁에 있는 사람의 사랑하는 마음이 있으면 우리의 능력과 기억력은 더 잘 발휘된다. 그리고 한 가지 더, 그 기억이 나쁘지 않은 경험이라면 더할 나위 없이 좋을 것이다.

선배의 어머님 진료를 무사히 마친 후 돌아오는 발걸음은 무척 가벼웠다. 그날의 진료를 통해 한 가지 큰 깨달음을 얻었다. 오늘 내가 만나는 환자, 오늘의 이 진료가 환자의 기억에 평생 남아 있을 거라고. 그러므로 매 순간 정성을 다해야 한다고. 그리고 마음속 깊이 다시금 다짐했다. 치과에 첫 진료를 받으러 오는 누구에게나 그 경험이 고통스럽지 않은 좋은 기억이 될 수 있도록 노력해야 겠다고 말이다.


나쁜 기억이 되지 않으려면 첫 경험이 중요하다. 우리는 처음을 중요시한다. 나 역시도 그렇다. 미국에서 아내가 첫아이를 임신하고 있었을 때였다. 임신 10주 차 때 태아 초음파 검사를 하려고 병원에 들렀다. 아내의 복부에 마이크를 가져다 대자마자 아들의 힘찬 심장 박동 소리가 진료실 전체를 감싸며 들려왔다. 아들과 연결되는 소리를 처음 듣는 기쁨. 삶의 경이로움 그 자체가 벅찬 감동으로 다가왔다. 벌써 30년이란 세월이 훌쩍 흘렀지만, 그때의 초조

함과 첫 대면의 설렜던 기억은 아직도 생생하다.

미국에서는 출산을 앞둔 산모를 위해 특별히 시간을 내어 산부인과를 둘러보게 한다. 분만실에 직접 들어가 분만대에 누워보기도 하고, 아이를 낳을 때 힘을 어떻게 줘야 하는지 부부가 함께 호흡하는 방법을 연습해보기도 하고, 어떤 도구들을 사용하는지 상세하게 보여주고 직접 만져보게도 한다. 출산에 대한 막연한 두려움을 없애기 위함이다.

이후에 알게 된 사실이지만 한국에서는 아직까지 출산을 앞둔 산모들이 그런 교육을 받지 않고 있다고 들었다. 수중분만이나 그네분만 등 특수한 분만을 시도할 때에만 예행 연습을 한다는 것이다. 특수 분만이 아니더라도 누구나 생애 첫 분만은 두렵고 떨릴 것이다. 산모가 두렵지 않도록 미국과 같은 시스템이 마련되면 좋겠다고 생각했다.

치과도 마찬가지다. 치과가 두려운 곳, 무서운 곳이 아니라는 것을 아이 때 경험하는 것은 매우 중요하다. 되도록 어머니나 가족들이 치과를 방문할 때 아이와 함께 내원해서 진료실 내부의 이것저것을 경험하는 시간을 가지라고 추천한다. 치과 유닛트 체어에 앉아 보기도 하고, 드릴과 시린지에서 나오는 물과 바람을 손에다

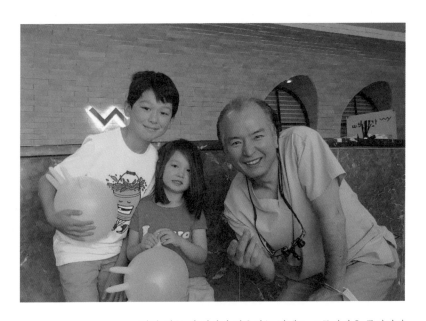

환자 진료 때 의사가 착용하는 라텍스 고무장갑을 풍선처럼
불어서 놀이도 해본다. 낯선 환경에 익숙해지는 긍정적인 첫
경험을 갖는 것은 차후 아이들이 치과 치료를 받아야 할 때
를 대비한 백신이라 생각하면 되겠다.

쒸어 보기도 한다. 석션기(빨대)를 입에다 물어보기도 하고, 환자 진료 때 의사가 착용하는 라텍스 고무장갑을 풍선처럼 불어서 놀이도 해본다. 낯선 환경에 익숙해지는 긍정적인 첫 경험을 갖는 것은 차후 아이들이 치과 치료를 받아야 할 때를 대비한 백신이라 생각하면 되겠다.

종종 내원하는 어린아이를 둔 어머니들이 "몇 살 때 아이를 치과에 처음 데려오는 것이 좋은가요?"라고 물으시는데, 그럴 때면 나는 늘 "빠를수록 좋습니다"라고 말씀드린다. 특히 아이의 치아에 아무 문제가 없을 때 방문하면 더 좋다. 그 이유는 뭔가 치과적인 치료를 해야 하는 부담이 없기 때문이다. 아이가 그냥 놀이터처럼 다녀갈 수 있는 기회를 만들어주면 그 즐겁고 호기심 넘쳤던 순간을 치과의 첫 기억으로 남길 수 있다.

# 축복받지 못한 땅,
# 그곳에 가다

Clean water over toothbrush and toothpaste

2018년 7월 24일. 이날은 내가 태어나 처음으로 아프리카 땅을 밟은 날이다. 우리 부부는 몇 해 전부터 아프리카 말라위의 은퀘냐라는 지역에 아이들을 위한 축구장 건립의 재정적 지원을 해오고 있었다. 그것이 인연이 되어, 작은 학교에 지은 축구장 오픈 기념 행사에 초청받게 되었고 기쁜 마음으로 아프리카를 찾게 된 것이다.

열 시간이 넘게 걸려 도착한 곳은 아프리카의 항공 허브라 불리는 에티오피아의 수도 아디스아바바였다. 아디스아바바는 적도와 가깝지만 해발 2,400m나 되는 고원 지대라서 선선한 바람으로 매우 쾌적한 곳이다. 청명하다 못해 깊은 바다처럼 푸른 하늘은 에티오피아의 또 다른 매력이기도 하다. 도착한 직후에는 가끔 귀가 먹먹한 느낌이 들기도 해서 연신 침을 삼켜야 하는 불편함이 있었지만 큰 문제가 되진 않았다. 고원 지대라고 하면 흔히 고산병을 떠올리거나, 드넓은 초원, 그 위에서 바라보는 탁 트인 시가지를 상상하지만 나는 아디스아바바에 도착하고 가장 먼저 맨발의 마라토너 아베베Abebe가 떠올랐다.

목동으로 생활하다가 가족의 생계를 위해 군인이 되어 황제 친위대로 들어간 아베베는 매일 집에서 근무지까지 약 40km를 걸어서 출퇴근했다고 한다. 매일 반복된 일상에서 다져진 체력이 그가 마라토너로 성공하는 밑거름이 되었는지도 모르겠다. 아베베가 올림픽 영웅이 된 것은 우연한 계기였다. 1960년 로마올림픽에 출전 예정이었던 선수가 부상으로 출전하지 못하게 되자 아베베가 대체 선수로 마라톤에 출전하게 된 것이다. 그때 하나뿐이었던 운동화가 낡아 신을 수 없게 되자 아베베는 결국 맨발로 경기를 치렀다. 그는 맨발이라는 악조건 속에서도 종전의 세계 기록을 무려 8분이나 단축하고 신기록을 수립하며 월계관을 쓰게 되었다. 아베베의 우승은 조국 에티오피아는 물론 흑인으로서 전 아프리카 대륙에 안겨준 최초의 올림픽 메달이었기에 더 큰 의미가 있었다. 에티오피아 황제는 아베베의 승리를 축하하며 황제를 상징하는 반지를 선물했다고 한다.

아베베의 나라를 뒤로하고 우리의 목적지를 향해 다시 비행기에 올랐다. 에티오피아에서도 약 한 시간 반가량을 비행기로 이동해야 하는 말라위였다. 말라위는 에티오피아에서 케냐와 탄자니아를 거쳐 내려간 곳에 있는 나라다. 말라위 역시 에티오피아와 마찬가지로 국토의 대부분이 해발고도 900~1,200m에 이르는 고산지대다. 1891년부터 1964년까지 영국의 식민지로 지배를 받은 이 나라는 1994년에 첫 대통령 선거로 물루지가 집권하면서 정치와 경제의 민주화와 개방이 시작되어 담배, 차, 설탕, 커피, 면화, 피너츠, 목재 등 농산물을 수출하고 있다. 하지만 여전히 인구 절반이 절대 빈곤층에 속하는 세계적인 빈국에 속하며, 산업 인프라가 취약하고 문맹률도 높고 에이즈AIDS(후천성 면역 결핍증)가 심각한 나라 중 하나다.

말라위 공항에서 수도로 이동하는 고속도로를 달리면서 접한 첫인상은 아주 척박한 땅의 모습 그대로였다. 건조하게 갈라 터진 메마른 땅 위에는 그 어떤 생명조차 자랄 수 없을 것 같아 보였다. 다행히 옥수수 경작이 가능해 그들은 옥수수를 가루 내어 '시마

Nshima'라고 불리는 음식을 주로 만들어 먹는다고 했다.

얼마쯤 달렸을까, 고속도로변에는 쏟아지는 강렬한 햇빛 아래서 아직 10살 정도로 밖에 보이지 않는 아이들이 나뭇가지에 무언가를 꽂아 들고 서 있는 모습이 종종 눈에 띄었다. 목적지까지 동행하던 직원에게 아이들이 팔고 있는 게 무엇이냐고 물었다. 아프리카 말라위 아이들은 단백질도 부족하고 먹을 것이 워낙 귀하다 보니 간식으로 들쥐를 말리거나 튀겨서 먹는다는 것이었다. 또, 그걸 팔아 용돈을 벌고 직접 생계에 보태고 있다는 것이다. 불과 열세 시간 남짓 떨어진 이국땅에서 마주하는 생경한 풍경에 안타까움과 함께 왠지 모를 미안함마저 느껴졌다.

그렇게 고속도로를 달려 우리 부부는 은퀘냐라는 빈민가 지역에 도착해 홉그린라이트Hope Green Light학교 축구장 건립 오프닝에 참석하게 되었다.


학교 정원은 500명 정도라고 하지만 이 지역의 취학 연령에 달한 청소년은 약 7만 명이라고 한다. '그러면 나머지 청소년들은 어디서 교육을 받을까?'라는 안타까운 마음이 또다시 생겨났다.

축구장은 원래 마을 추장이 제공한 공터에 지어주기로 했지만, 일부 지역 주민의 반대로 이곳 학교 내에 짓는 것으로 건립 계획이

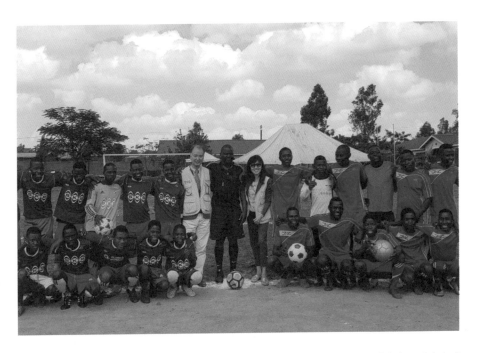

그렇게 고속도로를 달려 우리 부부는 은퀘냐라는 빈민가 지
역에 도착해 홉그린라이트Hope Green Light학교 축구장 건립
오프닝에 참석하게 되었다.

변경되었다. 오프닝을 마치고 축하 친선 경기가 벌어졌는데, 축구를 하는 아이들은 하나같이 날렵하게 움직이며 마음껏 즐기는 모습이었다. 아내와 나는 '좀 더 빨리 지원을 시작했더라면 이 아이들이 더 나은 환경에서 자랄 수 있었을 텐데!' 하는 아쉬움이 들었고 해맑게 웃는 아이들의 모습을 보니 보람 있는 일을 했다는 뿌듯함도 느껴졌다.

아프리카에 직접 가보기 전, 아내와 나는 '환경이 열악한 곳의 어린이들에게 무엇이 필요할까?'라는 고민을 했었다. 물론 여러 가지가 필요하겠지만 치과의사인 나로서는 아이들의 치아 건강이 가장 마음에 걸렸다. 관계자들과 협의를 거쳐 말라위의 수도 릴롱궤에서 차로 한 시간 걸리는 말리와라는 지역의 한 교회에서 아이들을 대상으로 보건 교육을 실시하기로 했다.

은퀘냐에서 축구장 오프닝을 마치고 다음 날 황색 먼지가 자욱하게 피어오르는 메마른 도로를 달려 말리와에 도착했다. 마을 입구에 들어서자 십자가 지붕의 예배당 건물이 보이고 찬양 소리가 들려왔다. 황량하기 그지없는 마을에 찬양 소리가 들리니 금세 마음에 평온함이 느껴졌다. 교회 안으로 들어서니 약 300여 명의 남녀 아이들이 기다리고 있었다.

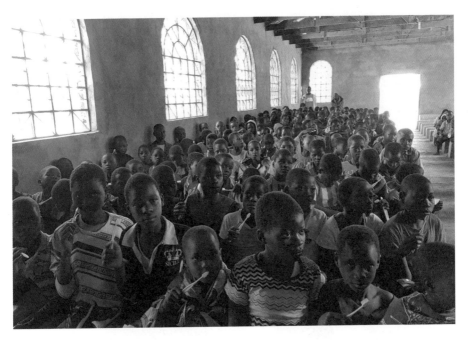

교회 안으로 들어서니 약 300여 명의 남녀 아이들이 기다리고 있었다.

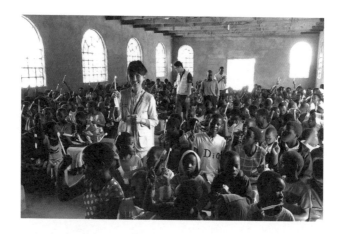

우리는 준비해간 치약과 칫솔 그리고 약간의 간식을 담은 백을 아이들에게 하나씩 전해주고 보건 교육을 시작했다.

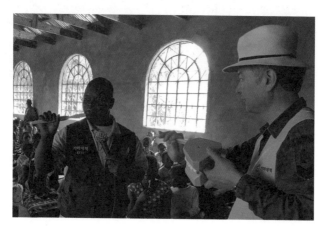

각자가 받은 칫솔을 꺼내 아이들에게 양치질하는 방법을 '하나, 둘, 셋' 하며 차근차근 설명했다.

우리는 준비해간 치약과 칫솔 그리고 약간의 간식을 담은 백을 아이들에게 하나씩 전해주고 보건교육을 시작했다. 각자가 받은 칫솔을 꺼내 아이들에게 양치질하는 방법을 '하나, 둘, 셋' 하며 차근차근 설명했다.

자국어가 있음에도 아이들이 영어로 수업을 해서 그런지 영어 듣는 능력이 아주 잘 발달되어 있었다. 그렇게 보건 교육을 마치고 우리 부부는 그곳 아이들에게 치아 건강을 위한 메시지 하나는 전달하고 온 것 같아 내내 기쁜 마음이었다.

그런데, 나중에 알게 된 것은 그곳의 아이들에게 실질적으로 더 필요한 것은 '깨끗한 물'이라는 사실이었다. 말라위는 1년 중 11월에서 4월, 우기에만 농사를 지을 수 있을 정도로 물이 부족한 곳이다. 인구 8천여 명이 거주하는 지역 내에 마실만 한 우물이라고는 고작 30여 개가 전부다. 그나마 우물이 가까우면 모를까, 어린아이들이 자신의 몸통보다 더 큰 물통을 지고 먼 길을 걸어가 물을 길어온다고 한다. 만약 그마저도 여건이 안 된다면 빗물을 받아 마시거나 지저분한 우물의 물을 마시고 이내 탈이 나곤 한다. 그 사실을 알게 된 후 뭔가 묵직한 돌덩이 하나가 가슴에 '쿵!' 하고 내려앉는 듯한 느낌이 들었다.

맨발의 아베베가 올림픽 금메달을 따고 얻은 황제를 상징하는 영광스러운 반지보다 신고 달릴 수 있는 편안한 운동화 한 켤레가 더 필요했던 것처럼, 말라위의 아이들에게는 치약도 칫솔도 양치질의 방법도 아닌 '깨끗한 물'이 더 간절했다.

아내와 나는 다음에는 그곳의 아이들에게 현실적으로 더 필요한 '깨끗한 물'을 공급할 수 있는 우물을 파주기로 약속했다. 그리고 2년이 지난 지금, 국제구호개발 NGO '기아대책'과 함께 지역을 선정해 1년에 한곳씩 우물 파주기를 실천하고 있다.

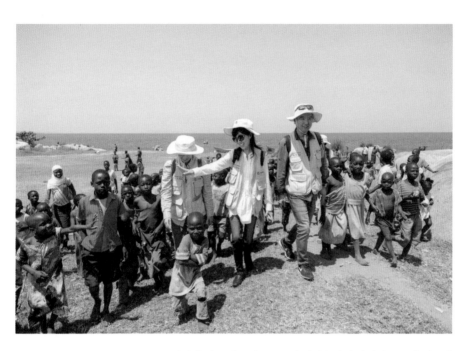

아내와 나는 다음에는 그곳의 아이들에게 현실적으로 더 필요한
'깨끗한 물'을 공급할 수 있는 우물을 파주기로 약속했다.

◆

씹는다는 것은 인간이 살아감에 있어 가장 기초적이고 중요한 생존 수단이다. 잘 씹을 수 있어야 잘 먹고, 잘 살 수 있다. 잘 씹기 위해서는 적절한 시기에 치과 치료를 받고, 매일 꾸준히 치아 관리를 하는 것이 중요하다. 치과 질환을 예방하고 치아 건강을 유지하는 비결은 생각보다 어렵지 않다.

# 씹어야 산다

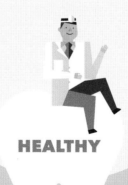

HEALTHY

# 씹어야 산다

Mom's lunch box

고등학교 3학년 여름 즈음 당시 같은 학교에 다니던 친구의 아버지가 공장장으로 계신 곳에서 아르바이트할 기회가 생겼다. 뜨거운 땡볕에서 공장 지붕에 콜타르coal tar를 칠하는 일이었다. 요즘 콜타르를 모르는 사람이 많은데, 콜타르는 석탄을 건류할 때 생기는 기름 상태의 끈끈한 검은색 액체다. 기름 성분이기 때문에 주로 양철 지붕이나 철제문, 송유관 등이 녹슬거나 부식되는 것을 방지하기 위해 일종의 방부·방수제로 쓰인다. 오전 내내 열심히 공장 지붕에 콜타르 칠을 하다 보면 아무리 깔끔을 떨어도 어쩔 수 없이 얼굴과 옷에 검은 칠이 잔뜩 묻는다. 그렇게 콜타르의 지독한 냄새와 한여름 땡볕을 견디다 보면 어느새 점심시간이 된다.

그때는 딱히 사 먹을 곳도 마땅치 않았고 용돈도 아껴야 했기에 어머니가 매일 새벽잠을 줄여가며 아들의 도시락을 싸주셨다. 다진 쇠고기를 양념과 함께 뭉쳐 두툼한 패티를 만들고 겉면이 바삭해질 정도로 굽는다. 치즈, 토마토, 때에 따라 몇 가지 채소를 곁들여 햄버거 빵 사이에 끼우면 어머니의 도시락이 완성되었다. 지금으로 말하자면 어머니표 수제 버거를 도시락으로 싸주신 것이다.

오전 내내 일을 하고 먹으려고 꺼낸 햄버거는 육즙과 토마토 수분이 빵에 잔뜩 스며들어 빵과 패티의 경계가 모호해지면서 납작하게 한 덩어리가 되어있다. 축축하고 납작한 햄버거가 그때는 왜 그렇게 꿀맛이었는지, 천천히 꼭꼭 씹어가며 맛을 음미했던 기억이 있다. 햄버거는 즉석에서 간단하게 조리해 먹을 수 있는 대표적인 패스트푸드지만 나의 기억 속 햄버거는 새벽부터 아들을 위해 준비해주신 어머니의 정성을 천천히 되새기게 했던 최고의 슬로우 푸드였다. 요즘도 가끔 햄버거를 먹곤 하는데, 이제 맛볼 수 없는 어머니의 햄버거가 그립다.


본래 음식은 그 맛을 음미하며 천천히 오래 씹어 먹을수록 건강에 이롭다. 하지만 바쁘게 사는 현대인들의 식사 시간은 점점 단축

되었고 그만큼 오래 씹지도 않는다. 씹는다는 것은 말 그대로 음식을 잘게 자르고, 부수고, 으깨는 행위를 말한다. 음식을 입에 넣고 윗니와 아랫니를 사용하여 잘게 부수거나 자르는 행위는 입안에서 분비되는 침과 음식물이 섞이면서 우리 몸에 영양분을 공급하는 첫 번째 단계다. 사람이나 모든 동물은 씹지 않고서는 살 수가 없다. 씹는다는 행위는 우리가 살아가는 데에 있어 가장 기초적이고 중요한 생존 수단인 셈이다.

음식을 내 뜻대로 맛보면서 천천히 먹기 위해서는 치아와 그 주변 근육이 중요하다. 치아의 주변 근육은 우리 몸에서도 가장 강인한 근육이다. 이 근육의 힘으로 음식을 씹으면 중추신경을 자극하여 건강에 도움을 준다. 이미 여러 연구에서 저작 행위는 뇌 기능을 활성화시키고, 정신적 이완 작용과 행복감을 증대시키는 효과가 있다고 밝혀졌다.

호주 스윈번 대학교Swinburne University of Technology의 연구에 따르면 어려운 문제를 풀 때의 스트레스 정도를 측정했더니, 껌을 씹지 않고 문제를 풀었던 그룹보다 껌을 씹고 문제를 푼 그룹에서 스트레스 호르몬인 코르티솔cortisol이 훨씬 더 낮게 나타났다고 한다. 또한 불안할 때 손톱을 물어뜯거나, 다리를 떠는 사람들을 쉽게 볼 수 있는데 이들에게 껌을 씹게 하면 이런 행동이 줄어든다고 한다. 껌을 씹는 활동을 통해 스트레스 호르몬이 감소한 것이다. 그뿐만 아니라 프로야구 중계 시 더그아웃dugout에 앉아 껌을 씹고 있는 선수들을 쉽게 볼 수 있다. 프로야구 선수들 역시 긴장을 풀고 경기에 더 집중하기 위해서라고 한다. 씹는 활동을 통해 두개골 바닥의 신경망을 자극하면 각성도를 높일 수 있고, 뇌의 전두엽을 자극해 경기에 몰입하는 데 도움을 준다고 한다.

물론 너무 많이 씹거나 잘못 씹으면 문제가 생길 수 있다. 오징어나 나물같이 딱딱하고 질긴 음식을 너무 많이 씹어서 사각턱이 된 환자들을 종종 본다. 오래 씹으면 그만큼 턱의 운동량이 증가해 턱 근육이 발달한다. 외형적으로 보자면 턱이 두터워져 보일 수 있는 것이다. 하지만 이것은 뼈 자체가 변한 것이 아니고 근육의 문제이기 때문에 습관을 교정하면 다시 되돌릴 수 있다. 이렇게 많이 씹는 것도 문제지만 한쪽으로 씹는 것은 더욱 좋지 않은 습관이다. 양쪽으로 골고루 씹어야 한쪽 턱관절에 무리가 가지 않는다. 음악도 스테레오로 들어야 제맛이듯이 저작 행위도 밸런스가 맞아야 음식의 제맛을 느낄 수 있다.

흔히 사람의 얼굴을 보면 그 사람의 인격을 알 수 있다고 한다. 관상을 보는 것은 그 사람의 과거와 미래의 인생을 보는 것이라고 한다. 치과의사는 누가 먹는 모습이나 씹는 방법을 보면 그 사람의 정신 상태와 건강 상태를 어느 정도 알 수 있다. 성격이 급한 사람은 음식을 먹을 때도 빨리 씹거나 몇 번만 씹고 음식을 삼킨다. 이는 삶을 단축시키는 것과도 같다. 빨리 씹어 삼키는 것은 치아 건강은 물론 소화기관에도 무리가 되기 때문에 반드시 교정해야 하는 식습관이다.

농경 시대에는 빨리 먹고 서둘러 일을 해야 했으므로 급하게 식사를 마무리했다. 식사의 의미 자체가 지금과는 아주 달랐다. 무언가를 먹고 씹는다는 것은 맛을 즐기기보다는 배를 채우는 행위, 그 자체였다. 하지만 현대 사회에서는 식사가 배를 채우고 영양분을 공급하는 수단을 넘어 사회적 유대 관계 형성의 의미를 훨씬 더 많이 갖기 때문에 천천히 잘 씹는 것이 매우 중요하다.

좋은 사람들과 느긋하게 먹는 것 자체를 즐기는 것은 큰 행복이고 건강에 있어서도 매우 유익한 습관이다. 바쁘다는 이유로 타인과의 식사를 멀리하거나 급하게 후루룩 한 끼 때우는 식으로 음식을 섭취하지 말자. 밥은 씹을수록 단맛이 난다고 하지 않는가. 단맛이 나면 식욕도 좋아진다. 음식이 가지고 있는 영양분도 더 잘 흡수되고 소화도 잘 될 뿐 아니라 정신 건강에도 이롭다.

'보생와사非生臥死', '걸살누죽', '걸생누사'라는 우스갯소리가 있다.

모두 '걸으면 살고, 누우면 죽는다'는 뜻으로 걷는 것이 건강에 유익하다는 얘기다. 하지만 이보다 '씹어야 산다'는 것을 건강의 신조로 삼아보는 것은 어떨까? 부디 오늘부터라도 씹는 것 자체를 의식적으로 즐겨보길 바란다.

이렇게 해보자. 숟가락으로 밥을 떠서 입에 넣고는 숟가락을 내려놓자. 반찬을 먹고 젓가락도 내려놓자. 그리고 천천히 오래오래 씹고 삼킨 후 다시 숟가락과 젓가락을 들자. 적어도 서른 번은 씹고 넘기면 놀라운 일이 생길 것이다. 마음이 차분해지고 생각할 여유가 생긴다. 이런 습관은 판단력과 집중력을 높여준다. 더 중요한 것은 지금보다 훨씬 건강하게 오래 살 수 있게 될 것이다. 천천히 오래 씹기! 치아 건강은 물론 이 시대의 장수 비결이라는 것을 꼭 기억하기 바란다.

# 충치는 예방과 조기 발견이
# 최선의 치료다

Sooner the better

"선생님, 저희 아이 치아에 까만 점이 있어요."

어느 날, 오랫동안 우리 병원에 다닌 한 환자가 갑자기 아이의 어금니에 까만 반점이 생겼다며 검진을 받고자 내원했다. 눈으로 보았을 때 별것 아닌 아주 작은 점이 영구치 표면의 정중앙 부분에 보였다. 물리적인 탐침으로는 크게 나타나지 않았다. 그래서 특별한 파장을 쏘면 아주 초기 단계인 충치까지 발견할 수 있는 광학식 치아우식 진단 기구인 큐 레이(Q- ray)를 투입해 검진했다. 충치로 의심돼 치료하려고 드릴로 에나멜의 표피를 살짝 제거해 보았다. 그랬더니 까만 점이 법랑질을 지나 점점 커지면서 다음 치아 조직인 상아질까지 어두운색으로 변해 충치가 진행된 것을 볼 수 있었다.

설명을 듣던 아이의 엄마도 의사인 나도 별 이상이 없을 거라고 느낀 아주 작은 점이지만, 그 밑에선 충치가 생각보다 빠르게 진행 중이라는 사실에 놀랐다. 다행히 상아질의 경계까지만 충치가 퍼져 간단한 충전 재료로 치료가 가능했다. 만약 보호자가 아이의 치아를 주의 깊게 살피지 않았거나 별것 아니라는 생각으로 치과 방문을 미뤘다면 결국 아이에게 고통스러운 신경 치료를 하거나 발치해야 하는 상황까지 올 수도 있었다.

치과에서 가장 흔하게 보이는 양대 질환은 단연 치주 질환과 치아우식증이다. 특히 치아우식증은 구강 내에 있는 '산'이라는 성분이 원인으로 꼽힌다. 구강 내에 산이 발생하는 원인은 초콜릿이나 사탕은 물론 과일 등 음식의 당분 섭취가 주된 요인인데, 우리가 섭취한 음식의 당분이 구강 내 미생물과 결합하면 산을 형성하게 된다. 이 산이 치아를 구성하는 미네랄인 칼슘, 인산염, 불소 이온을 치아 조직에서 빠져나가게 만들어 치아 조직에 구멍을 낸다.

소위 '이가 썩는다'는 말로 종종 표현하지만 정확히 말하자면 썩는 것이 아니라 석회화 조직의 일부가 녹아서 파괴되는 감염성 세균 질환이라 할 수 있다. 정확한 질환명은 '치아우식증'이다. 이렇게 산에 의해 발생하는 초기 충치를 오랜 기간 방치하면 치아의 뿌리 부분인 치근단까지 녹여 농양이 발생해 신경 치료와 같이 힘든 치료를 하게 된다.

치주 질환이나 치아우식증 모두 치관까지 근접하지 않으면 거의 자각 증상이 없다. 치과 방사선 검사와 임상 검진으로 조기에 발견해 치료하는 것이 많은 고통과 번거로움을 피하는 지름길이다. 만약 상아질을 지나 더 깊이 있는 치수까지 충치가 퍼진 경우엔 차가운 물이나 뜨거운 물을 마실 때 시큰거리는 통증이 나타난다. 심지어 단 음식을 섭취할 때도 자각 증상이 심하게 나타난다면 충치가 치아 조직에 깊숙이 침범한 상태라 할 수 있다. 이때는 복잡한 신경 치료로 손상을 입은 치아를 수복해야 한다. 그리고 마지막으로 보철 치료로 치아의 기능을 회복하는 과정을 밟는다. 만약 이 시기마저 놓치고 방어를 못하게 되면 치조골과 잇몸까지 상해를 입어 치아를 뽑아야 하는 경우도 생긴다.


산에 의해 발생하는 치아우식증을 예방하기 위해 가장 먼저 지켜야 할 것은 깨끗한 구강관리의 생활화다. 깨끗한 구강관리를 위해서는 우선 양치질을 잘해야 한다. 흔히 '333법'이라고 해서 식사

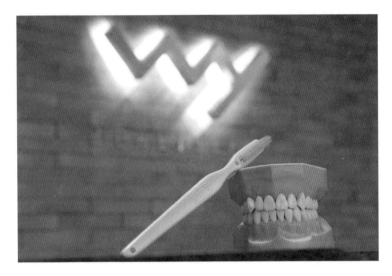

깨끗한 구강관리를 위해서는 우선 양치질을 잘해야 한다. 흔히 '333법'이라고 해서 식사 후 3분 이내에, 3분간, 하루 3번 양치질을 하라는 것이 있다.

후 3분 이내에, 3분간, 하루 3번 양치질을 하라는 것이 있다.

양치질을 잘하려면 칫솔도 중요하지만, 무엇보다 양치질 습관이 중요하다. 식후에는 반드시 치아 표면이 뽀득뽀득한 느낌이 들 때 까지 양치질을 해서 구강 내의 당분으로 인한 산의 발생을 막아야 한다. 칫솔질을 제대로 해서 치아 표면에 밀착돼 있는 세균막인 치태를 원활히 제거해야 하는 것이다. 양치질 후에 치아 표면이 매끈매끈하게 깨끗해져 있는 것을 혀의 감각으로 인지해 판단하는 것은 칫솔질 행위만큼 중요하다.

청소년 자녀를 둔 부모에게서 '우리 아이가 이를 대충대충 닦아요'라는 말을 종종 듣는다. 아이의 입속을 검진해보면 양치질을 했다고 하는데도 치태가 치아 주위에 덕지덕지 끼어 있는 것을 볼 수가 있다. 제대로 된 칫솔질 방법을 못 익혀서 그런 것 같다. 가장 간단한 방법은 칫솔을 치아 장축에 45도 정도 기울인 상태로 잇몸과 치아가 만나는 부위에 수평으로 전후 방향으로 살포시 짧게 움직이면서 충분히 반복한다. 그런 후에 치아의 씹는 면을 닦아주면 된다. 그러나 대부분의 사람들은 뭐가 그리 바쁜지 그냥 쓱싹 닦고 만다. 생활화가 되어있지 않기 때문이다. 어렵지 않다. 몇 번만 의식적으로 정성스레 양치질을 해보면 그 상쾌한 느낌 때문에 충분히 생활화가 가능할 것이다. 양치를 할 수 없을 경우에는 가글을 하는데, 어떤 제품은 입속에서 터질 듯한 상쾌함을 주고 입안의 세균을 없애준다. 그러나 이것 역시 남용하면 입속 유해균은 물론 유익균도 같이 죽이고 입안 건조를 일으키므로 꼭 필요한 경우에만 사용하는 것이 좋다.

우리 치아는 공평하다. 경제적으로 풍요로운 사람도, 지식이 풍부한 사람도, 아름다움을 타고난 사람이나 그렇지 못한 사람도 모두 비슷한 조건의 치아를 가지고 태어난다. 치아가 나오기 시작하면서부터 바로 문제가 생기는 경우는 희박하다. 나이가 들어갈수록 각자 어떻게 구강 관리를 했느냐에 따라 차이가 나게 된다. 모든 인간이 비슷한 조건으로 태어나도 결국에는 관리의 문제로 결과가 달라지는 것이다.

거듭 강조하지만 충치는 예방과 조기 발견이 최선의 치료라고 할 수 있다. 평소에 관리를 잘하면 고통도 줄이고 돈도 아끼고 치아 건강도 지킬 수 있다. 이를 위해 깨끗한 구강 관리를 생활화하고 6개월에 한 번씩은 치과 정기 검진을 받아야 한다. 예방할 수 있는 것을 방치해 일을 크게 만드는 경우를 종종 볼 수 있는데, 이미 치아가 썩는 우식증이 한참 진행된 후에야 시리거나 통증이 느껴져 병원을 찾기 때문이다. 치아 건강을 위해 딱 두 가지만 기억하자.

깨끗한 치아 관리 습관!

주기적인 치과 방문!

# 부부의 합이 중요하듯
# 치아의 합도 중요하다

Perfect harmony

아내와 나의 인연은 1980년대 초반, 펜팔을 통해 이루어졌다. 지금이야 전 세계 어디에 있든 SNS나 모바일 메신저를 통해 수시로 서로의 안부를 전할 수 있고 낯선 이들과 얼마든지 소통할 수 있지만, 당시에는 전화를 제외하고는 편지를 통해 연락하는 펜팔이 유일한 소통의 창구였다. 서점이나 레코드 가게에서 팔던 손바닥만 한 노래 가사집 맨 뒷장은 늘 펜팔 주소록이 실려 있었다. 펜팔을 신청한 사람은 대부분 군인인 경우가 많았지만, 여하튼 당시에는 펜팔이 그 시대의 유일한 SNS(Social Network Services)였던 셈이다.

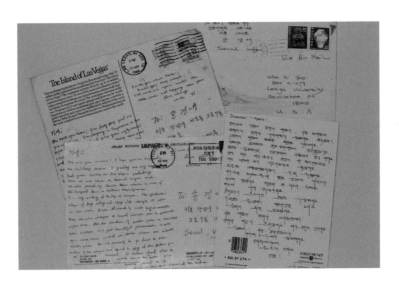

아내와 나의 인연은 1980년대 초반, 펜팔을 통해 이루어졌다.

고등학교 때 미국으로 건너가 대학을 다니고 있었던 나는 학부의 대학원 선배 소개로 아내와 펜팔을 하게 되었다. 중학교 때 미국으로 이민 와서 고등학교를 졸업하고 한국으로 역유학을 가서 이대에 다니고 있는 여대생이 있는데, 펜팔을 해보겠냐는 제안에 선뜻 응했다. 그 길로 집에 가서 제일 잘 나온 사진 한 장을 찾아 선배에게 건넸다. 그로부터 아내와 나는 1년여간 편지로 서로를 알아갔고, 이듬해 아내가 미국에 잠시 들어오면서 첫 만남이 시작되었다.

동생과 함께 약속 장소에 나온 아내는 한마디로 빌리 조엘Billy Joel의 명곡 '업타운 걸Uptown Girl'을 떠올리게 하는 모습이었다. 세련된 외모와 차림, 말투는 아내 곁에서 10년 동안을 친구로 서성이게 만드는 큰 매력으로 다가왔다. 하지만 아내는 내 첫인상이 아주 별로였다고 한다. 사진으론 키 크고 남자다운 이미지를 그려왔던 아내는 싱글벙글 웃으며 수줍게 한마디 한마디 건네는 내 모습이 그리 매력적이지 않았다고 한다. 꼬깃꼬깃 아껴둔 100달러 지폐를 주머니 깊숙한 곳에서 꺼내 데이트 비용으로 지불하던 내 모습을 보고 F.O.B(Fresh off the boat: 배에서 이제 막 내린 촌스러운 사람)라며 마음속에서 '그냥 친구'라고 선을 그었다고 한다. 그 첫 만남 이후로 띄엄띄엄 연락을 주고받으면서 인연을 이어가길 10년. 결국 아내는 내가 좋은 아빠, 다정한 남편, 행복한 가정의 가장이 될 수 있을 것 같다며 프러포즈를 받아주었다.

연애와 결혼은 차이가 있다. 결혼 초반 아내에게 몰랐던 새로운 모습들을 참 많이 보게 되었고 아마도 아내 역시 그랬을 거다. 30년 정도를 서로 각자의 위치에서 각자의 방식으로 살아오다가 어느 날 우연히 만나 한 가정을 이룬다는 것이 쉽지 않은 일인 건 사실이다. 하지만 사고방식과 생활방식이 너무 똑같은 사람끼리 만나면 오히려 부딪히는 일도 더 많다고 한다. 때문에 부부는 상대적인 사람을 만나야 더 잘 산다는 말이 있다.

나와 아내는 닮은 듯 다른 면이 참 많다. 닮은 것들이 서로를 이해하고 공감하게 하고, 다른 것들은 서로를 보완하고 새로운 것에 눈뜨게 해주는 것 같다. 아내는 남자인 나보다 활동적이고 이성적이고 결단력이 강하면서 화끈하고 다소 급한 성격이다. 항상 분주하게 움직이면서도 모든 일을 빠르고 정확하게 처리한다. 사업가적 기질이 충만해 누구와도 잘 어울리지만 맺고 끊음과 좋고 싫음이 칼같이 분명한 사람이기도 하다. 또한 모든 면에 있어서 완벽주의 성향이 강하고 시간관념도 무척 철저하다.

반면 나는 좋은 게 좋은 거라고 되도록 사람 사이의 문제를 만

들려 하지 않는 스타일이고, 내가 조금 손해 보더라도 상대방이 기뻐하고 만족하면 크게 개의치 않는다. 사업가적 기질보다는 오히려 예술가적 기질에 더욱 가깝고, 행동이나 말을 서두르지 않고 매사 여유롭고 느긋한 편이다. 때론 너무 많이 생각하고 신중해서 가끔 쉽게 결정을 내리지 못해 우유부단한 면도 존재한다. 정교하고 꼼꼼하게 해야 하는 치과 치료를 제외하고는 대부분 단순한 게 좋고 또 그렇게 생활하고 있다. 무엇보다 매우 낙천적인 편이라 밖에서 안 좋은 일이 있더라도 집에 돌아오면 바로 잊어버리는 경우가 많다. 아내 말로는 나에게 '집에 돌아오면 생각을 끄고 나가면 다시 켜는 온 오프on-off 스위치'가 있는 것 같다고 한다.

우리 부부는 이렇게 각자의 성향이나 기질을 살펴보면 다른 점이 참 많다. 한쪽은 빠르고 한쪽은 느리고, 한쪽은 자로 잰 듯 정확하고 한쪽은 얼추 비슷해도 만족한다. 만약 이런 다름을 인정하지 못하고 불만이 가득하거나 답답해한다면 행복한 가정을 이루기 어려웠을 것이다. 오히려 각자 다른 성향과 기질 덕분에 서로를 더욱 이끌어주고 채워줄 수 있는 것 같다.

처음 한국에 들어와 페이 닥터로 몇 년을 지내고 병원을 개원할 때 모든 것을 아내와 의논했다. 나의 신중한 성격 때문에 많은 고민을 할 때 아내는 이성적이고 냉철하게 판단해 결정에 도움을 주기도 했다. 늘 이런 상황에 명쾌한 해답을 제시해주는 아내 덕분에 주저하지 않을 수 있어서 좋다. 반대로 아내가 불같이 화를 내고 감정적으로 대처하려고 할 때 나는 조금 느긋하게 중재하는 입장에 서곤 한다. 만약 둘 다 함께 화를 내고 감정적으로 일을 처리하려 한다면 간단하게 마무리할 수 있는 일도 커질 수 있다.

사람 사이에는 궁합이라는 것이 있다. 궁합이 잘 맞는다는 것은 서로 각각 좋고 강한 기운만을 가지고 있는 것이 아니라 서로에게 부족하고 모자란 기운을 채워주고 막아줄 수 있는 것이라고 한다.

우리 부부는 서로 다른 성격을 가지고 있지만 각자의 위치에서 서로의 단점을 보완하고 장점을 이끌어내는, 그야말로 합이 잘 맞는 부부다.

치아의 합도 마찬가지다. 태어날 때부터 가지런한 치아를 타고 나면 그것만큼 큰 복도 없다. 하지만 그보다 더 중요한 것은 치아의 맞물림, 위턱과 아래턱의 교합이라는 것이다. 가지런한 치아라고 해도 위아래 치아가 똑같이 맞닿아 있으면 안 된다. 본래 치아는 위 치아가 아래 치아보다 조금 더 앞으로 나와 아래 치아를 감싸는 모양이 되어야 한다. 그리고 치아 하나하나가 톱니바퀴처럼 제대로 맞물려 제 기능을 해야 한다. 이것을 '정교합'이라고 한다.

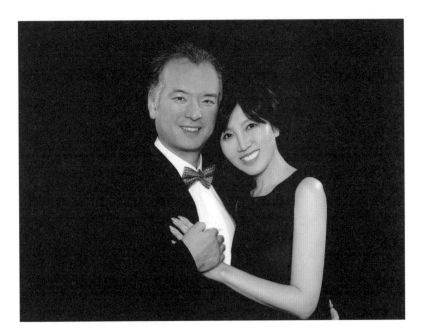

우리 부부는 서로 다른 성격을 가지고 있지만 각자의 위치에
서 서로의 단점을 보완하고 장점을 이끌어내는 그야말로, 합
이 잘 맞는 부부다.

반면 치아가 골격적으로 맞지 않아서 틀어져 있거나, 어느 한 부분이 지나치게 돌출되어 있는 경우를 '부정교합'이라고 한다. 부정교합이 있는 경우 음식을 씹기 어렵다든지, 턱관절이 아프다든지, 입이 다물어지지 않는다든지 하는 문제가 나타난다.

본인이 정교합인지 부정교합인지 확인하는 방법은 굉장히 간단하다. 치아를 다문 상태로 입술을 들어서 어금니 쪽을 보았을 때 빈 공간 없이 톱니바퀴처럼 잘 맞게 되는 경우라면 정교합에 해당하고, 빈 공간이 많이 보이거나 위 치아와 아래 치아가 완전히 벌어져서 이 사이로 혀가 드나들 정도이거나 아래 치아가 위 치아보다 바깥으로 나와 있다면 부정교합에 해당한다. 부정교합으로 일상생활이 불편한 경우이거나 심한 콤플렉스가 있는 경우라면 교정을 통해서 부정교합을 해결하는 게 좋다.

부부가 오랜 시간 살면서 감정이 틀어지고 성격이 맞지 않는다고 갈라서는 일이 많다. 반면 너무 닮거나 너무 똑같아서 서로에게 매력을 느끼지 못하는 경우도 많다. 치아도, 부부도 각자 정해진 위치에서 제 역할을 충실히 할 수 있을 때 합이 잘 맞는다고 할 수 있다. 때문에 합이 잘 맞지 않는 부부가 서로 대화를 통해 조율하거나 전문가의 상담을 통해 치료를 해볼 수 있는 것처럼 치아도 제 위치에 있지 않고, 제 기능을 할 수 없다면 전문가를 찾아 교정하고 치료해야 한다는 것을 꼭 기억해야 한다.

# 치과는 치아만 치료하는 곳이 아니다

Beyond tooth

"어젯밤 턱이 너무 아파 잠을 제대로 못 잤어요."

어느 날 중후한 멋을 풍기는 중년의 환자가 병원에 찾아와 턱관절 통증을 호소했다. 처음 그의 얼굴을 보았을 때 통증에 대한 고통이 없을 것처럼 평온해보였지만, 찬찬히 살펴보니 밤새 잠을 설쳐서인지 피곤함이 표정과 말투에 묻어나는 것 같았다. '턱의 통증으로 인해 잠을 이루지 못하는 고통은 과연 어느 정도일까?'라고 생각하는 사람도 있겠지만 통증의 강도와 빈도는 그 고통을 직접 겪어보지 않고서는 상상도 할 수 없다. 턱관절 통증에 관해 의사로서도 물론 이해하지만, 직접 경험해본 적이 있어 그 고통을 충분히 공감한다.

턱의 통증이 지속된다면 절대 가볍게 넘겨서는 안 된다. 턱은 우리 얼굴 중에서 무척 큰 비중을 차지하고 있으며, 우리가 생각하는 것 이상으로 중요한 부위이기 때문이다. 우리의 얼굴 중 코와 입을 포함해 얼굴의 중앙에서부터 아래쪽 부분을 턱이라 한다. 위턱은 코 안에서부터 입술 위쪽까지이며 아래턱은 귀밑에서 목 위까지 자리잡고 있다. 아래턱뼈는 얼굴을 구성하는 뼈 중 가장 크고 위턱뼈가 그다음을 차지한다.

턱은 머리뼈에 고정된 위턱뼈, 즉 상악골이 있고 머리뼈와 관절 형태로 연결되어 움직이는 아래턱, 하악골이 있다. 위아래턱뼈의 앞쪽에는 치아가 배열되어 있고 턱뼈의 좌우에 있는 아래턱과 위턱을 연결하는 관절과 근육들의 도움으로 아래턱을 움직이게 된다. 이 작용으로 치아가 맞물려 음식을 씹고 말도 할 수 있는 것이다. 아래턱뼈 주변에는 3개의 큰 침샘이 있는데, 양쪽 턱관절 부근에 가장 큰 귀밑샘이 있고 턱밑샘과 혀밑샘이 있다. 이들이 침을 만들어서 입안으로 침을 내보내는 역할을 한다. 만약 턱뼈가 부실하고 문제가 생기면 씹는 기능과 소화 기능까지 영향을 주게 된다.

우리의 몸은 이처럼 유기적으로 연결되어 있어 어느 한 곳에서 문제가 발생하면 연결된 가까운 부위에서 통증이 나타나기도 하고, 전혀 예측하지 못했던 엉뚱한 부위에서 통증이 발생하기도 한다. 그 모든 것들은 우리 신체의 근육, 관절, 인대, 신경 등의 조직이 미세하게나마 모두 연결되어 있기 때문이다.

간혹 두통이나 귀, 어깨, 목덜미 통증으로 치과를 찾는 경우가 있다. 그런데 안타깝게도 짧게는 몇 주에서 길게는 몇 년 동안이나 원인을 알지 못하는 통증과 사투를 벌이다 뒤늦게 치과를 찾아온 경우가 대부분이다. 한 환자는 지난 3년 동안 원인을 알 수 없는 두통에 시달리며 온갖 병원에서 수없이 많은 검사를 받고 진통제를 달고 살다가 마지막으로 지푸라기라도 잡는 심정으로 치과를 찾았다고 했다. 환자는 아래턱뼈와 머리뼈 사이의 관절인 턱관절의 문제로 턱이 뻐근한 통증과 함께 관자놀이 부위의 두통까지 나타나게 된 것이다.

두통이 나타나면 대부분 진통제를 먹거나 심각한 경우 MRI, CT 등의 정밀 검사를 통해 의심되는 종양이 없는지 살펴보게 된다. 턱관절의 문제일 거라고 생각하는 경우는 극히 드물다. 때문에 초기에 관리해 쉽게 개선하고 치료할 수 있는 통증을 오랜 시간 방치 아닌 방치를 하고 있는 셈이다. 만약 갑자기 이명이나 이갈이가 나타났다거나, 목덜미, 어깨, 두통 등의 증상이 특별한 원인 없이 지속된다면 치과를 방문해보길 권한다. 턱관절의 문제로 인해 이와 같은 통증이 발생할 가능성도 있기 때문이다.

그렇다면 이런 턱관절의 문제는 왜 나타나는 것일까?

많은 사람이 무의식중에 오른쪽이나 왼쪽 중 한쪽으로 씹는 경우가 의외로 많다. 한쪽으로만 음식물을 씹을 경우 양쪽의 치아가 균형을 이루지 못해 턱의 균형 또한 무너진다. 이것이 장기간 지속되면 얼굴 비대칭으로 이어져 얼굴형이 틀어지고 턱관절 통증 또한 지속될 수 있다. 턱관절은 목 뒷부분에서 쇄골까지 연결되는 흉쇄유돌근과 연관되어 있기 때문에 턱의 비대칭으로 인해 흉쇄유돌근이 필요 이상으로 긴장된 상태가 유지되면 통증이 나타날 수 있다.

턱의 통증을 호소하며 병원을 찾아온 대부분의 환자는 위턱과 아래턱의 균형이 무너져 턱 주변의 근육에 무리를 주어 근육 피로로 고통을 겪었다. 앞서 소개한 두 환자 모두 턱관절 교정을 통해 균형을 맞추고 나니 이후 통증이 사라져 편안하게 잠을 잘 수 있게 되었고 진통제 없이 일상생활이 가능하다며 감사의 인사를 전해왔다.

우리가 생각하는 것보다 턱과 치아는 긴밀한 관계를 이루고 있다. 위턱과 아래턱이 잘 맞물리게 균형을 잡아주는 것이 바로 치아이기에 턱관절 치료는 치아의 교합과 균형을 다루는 치과 전문의를 찾는 것이 현명하다. 치과라는 진료과목은 '치아와 그 지지 조직 및 구강악안면 영역의 생리, 병리, 치료기술을 연구하는 의학'이다. 치과의사는 치아만을 보는 것이 아니다. 환자의 전신 상태를 충분히 고려해 진단하고 치료하는 것까지가 치과의사가 해야하는 진정한 치료다.

우리의 삶이 균형을 이루어야 하듯 치아와 턱의 균형은 매우 중요하다. 한쪽 턱이 불편하다거나 한쪽으로 틀어져 있다면 신체의 한쪽 팔이나 한쪽 다리가 아파 몸이 균형을 이루지 못하는 것과 다름없다. 지금 거울을 꺼내 거울 속에 비치는 내 얼굴이 과연 균형이 잘 이뤄져 있는지 살펴보자. 그리고 턱이 아프다면 더 이상 고민하지 말고 치과를 찾자. 치과는 치아가 아파도 가는 곳이지만 턱아플 때도 가는 곳이란 걸 꼭 기억하자.

# 치아 건강은
# 유전적 요인이 크게 작용한다

Genetics matter

10년 전쯤으로 기억한다. EBS에서 방영한 다큐 프로그램에서 아주 흥미로운 주제를 다룬 적이 있었다. 개인의 성격이 유전의 영향을 받아 타고나는 것인지, 자라온 환경에 의해 만들어지는 것인지에 대한 내용이었다. 사실 학계에서 이 두 가지 의견은 여전히 논쟁 중이라고 한다. 다큐멘터리 제작진은 환경보다는 유전 쪽에 더 무게를 두었다. 특히 오랜 시간에 걸쳐 쌍둥이의 성격을 연구해 온 미국 심리학자의 인터뷰가 매우 눈길을 끌었다.

일란성 쌍둥이로 태어난 후 각각 다른 가정으로 입양되어서 전혀 다른 지역, 다른 부모 밑에서, 다른 삶을 살아온 자매가 수십 년

이 흐른 뒤 처음 만나게 되었는데, 쌍둥이 사이에서 매우 많은 유사점이 발견되었다는 것이다. 성향이 전혀 다른 각각의 부모 밑에서 자란 쌍둥이지만 그들은 좋아하는 옷 스타일, 향수, 액세서리, 스포츠 등이 모두 일치했고 심지어 똑같거나 아주 흡사한 제품을 여러 가지 소장하고 있었다고 한다.

개인적인 의견으로는 부모님의 영향을 많이 받는 유전적 요인과 성장하면서 영향을 받는 가정 환경이 성격 형성에 두루 영향을 미친다고 생각하는 쪽이다. 나의 부모님들은 두 분 다 참 조용하고, 매사에 감사하며, 항상 기도하는 분들이셨다. 남들에게 힘들다는 내색도, 싫은 소리 한마디도 하지 않으시면서 늘 긍정적으로 살아오신 분들이다. 유복한 집안에서 태어나 곱게 자라신 어머니는 항상 느긋하고 행동도 조금은 느린 편이셨는데, 아버지는 그런 어머니를 늘 말없이 기다려주는 분이셨다. 그런 아버지와 어머니의 성격이 지금의 나와 많이 일치한다. 그런 걸 보면 유전적 영향을 절대 무시할 수는 없는 것 같다.

그런데 재미있는 것은 내 아내의 성격이다. 아내의 집안은 우리 집과는 분위기가 사뭇 다르다. 항상 에너지 넘치고 서로에게 속엣말까지 숨기지 않고 그대로 하는 편이다. 직선적인 대신 뒤끝 없고 호탕한 성격이 그녀의 부모님을 빼다 박았다. 그런 아내의 성격은 다소 급하고 결혼 초에는 부정적 성향도 강한 편이었다. 그런데 서로 다른 성격의 두 사람이 만나 가정을 이루고 30년을 살다 보니 어느새 아내의 성격에도 변화가 일기 시작했다. 아직도 넘치는 에너지는 변함없지만 더 여유로워졌고, 긍정적으로 바뀌었다. 이미 성인이 된 후, 지니고 있던 성격이 변화하는 걸 보면 환경적 영향도 매우 크게 작용하는 것 같다는 생각이 든다.

그렇다면 우리 치아는 어떨까? 얼마 전 진료실에 초등학교 다니는 귀여운 어린이가 찾아왔었다. 역시 치과가 두려운지 엄마 손을 꼭 잡은 채로 아이는 내 얼굴과 엄마 얼굴을 번갈아 찬찬히 쳐다보고 있었다.

"어디가 아프니?"

"잇몸이 아파요. 밥을 먹을 때나 과자를 먹을 때 아파요."

나는 아이의 어머니에게 물었다.

"부모님의 치아는 어떠세요?"

역시 부모의 치아 건강이 안 좋았다. 귀여운 꼬마 환자는 그나마 병원에 일찍 찾아와 진료를 받고 치료할 수 있어서 다행이다. 부모가 치아 건강이 좋지 않으면 자녀의 치아 건강은 무엇보다 예방이 중요하기 때문이다.

잇몸이 아픈 건 여러 가지 이유가 있지만, 이 역시 크게 두 가지 요인이 작용한다고 본다. 유전적 요인과 환경적 요인이다. 잇몸도 유전적 요인이 더 크게 작용한다고 본다. 즉 부모의 치아나 잇몸이 안 좋으면 아이에게도 그 영향이 고스란히 미친다. 특히 치주 질환의 경우는 치태를 수시로 제거하는 치아 관리 습관과 전신적인 면역력이 상당히 중요한데, 면역력은 대부분 부모의 영향을 받는다.

일반적으로 암이나 심장병 같은 질환은 유전이라고 생각하지만, 치아에 발생하는 질환은 유전이라는 생각을 하지 못한다. 그러나 이는 잘못된 생각이다. 부모의 치아가 안 좋으면 어릴 적부터 아이의 치아 건강을 신경 써야 한다. 정기적으로 검진하고 병이 생기기 전에 꼭 관리해야 한다.

어릴 적 치아 질환을 내버려 두면 개방 교합이나 주걱턱같은 부정교합이 나타날 수 있는데, 커서 이를 치료하려면 상당히 오랜 시간을 투자해야 하고 그만큼 큰 고생을 해야 한다. 성장과 학업에 지장을 초래할 수도 있으니 부모가 치아 건강이 좋지 않다면 반드시 조기에 자녀의 치과 검진을 실시해야 한다.

물론 이렇게 유전적 요인도 중요하지만 환경적 요인도 매우 중요하다. 무엇보다 가정의 환경이 중요한데, 아이들은 부모의 습관을 그대로 본받기 때문이다. 평소 무엇을 먹고 식후에는 어떻게 치아를 관리하는지, 매일 습관처럼 아이에게 보여주고 습득하도록 하면 자연스럽게 아이에게도 치아 관리는 습관이 된다. 물론 안 좋은 습관은 아이들이 더 빨리 배우게 되니 부모는 자신의 치아 관리에 일종의 책임감을 가져야 한다.

임산부도 마찬가지다. 아기의 치아는 임신 6주부터 생기기 시작하여 3~6개월 정도가 되면 턱뼈 안에서 제법 단단하게 만들어진다. 갓 태어난 아기들은 치아가 없지만, 치아 형성 자체가 안 되었다고 착각해서는 안 된다. 출생 전에 이미 이렇게 치아가 형성되고, 출생 후 6개월이 지나면 아래 앞니부터 나오기 시작한다.

아기가 태어난 후 부모가 가진 충치균이 뽀뽀를 통해 아기에게 전염될 수 있다는 것도 반드시 기억해야 한다. 그러므로 임신 전에 미리 충치 치료를 해두어야 한다. 또한 임산부는 호르몬의 영향으로 치주 질환이 생기기 쉬워 정기적으로 치과 진료를 받는 것이 좋다. 임신 중기를 지나면 치과 진료는 태아에게 큰 영향을 미치지 않는다.

한 가지 더! 임신 때부터 아이에게 영향을 줄 수 있는 각종 비타민이나 단백질, 칼슘, 인 등을 섭취하고 균형 잡힌 식사를 해야 한다. 그래야 아기에게도 치아 형성에 필요한 충분한 영양이 공급될 수 있기 때문이다.

아이가 태어나서 보통 세 살이 지나면 유치가 완성되는데 이는 영구치로 가기 전 단계라는 건 누구나 아는 사실이다. 유치는 나중에 어차피 빠질 치아이므로 특별히 관리하지 않고 내버려두는 부모들이 많은데 이는 잘못된 생각이다. 유치는 영구치의 위치를 잡아주는 역할을 하는 매우 중요한 치아다. 유치가 손상되면 영구치의 모양이 흐트러질 수 있고 치열이 가지런하지 않게 될 수도 있다. 세 살 버릇이 여든까지 가듯, 세 살 치아도 여든까지 간다는 것을 잊지 말고 유치 때부터 건강한 치아 관리를 생활화하도록 해야 한다.

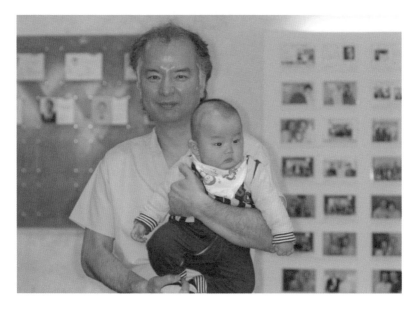

세 살 버릇이 여든까지 가듯, 세 살 치아도 여든까지 간다는 것을 잊지 말고 유치 때부터 건강한 치아 관리를 생활화하도록 해야 한다.

# 마음이 불편하면
# 치아도 편하지 못하다

Don't worry, be happy

프랑스 작가 마르셀 프루스트Marcel Proust의 유명한 소설 『잃어버린 시간을 찾아서』에서 프랑스의 티 쿠키인 마들렌 향기는 기억을 자극하는 매개체로 등장한다. 소설 주인공이 홍차에 적신 마들렌을 머금는 순간 유년의 기억을 회상하는 극적인 에피소드가 등장하는데, 여기에서 심리학 용어인 프루스트 효과(향기로 기억이 환기되는 현상)도 비롯되었다. 이처럼 향기는 우리의 기억이 과거를 찾아가게 만드는 일종의 내비게이션 같은 역할을 하는 것이다.

소리 역시 마찬가지다. 개인마다 어떤 특정한 소리는 과거와 현재, 그 시공간의 벽을 깰 수 있는 힘을 가지고 있다. 그뿐만 아니라 소리의 종류에 따라 기분이 좌지우지되기도 한다. 비 내리는 소리, 파도 소리, 북적거리는 노천카페의 소리, 이른 아침의 새소리, 밥 짓는 소리 등은 심리적으로 편안하고 안정감을 느끼게 한다. 나 역시도 특정한 음악을 들으면 그때의 기억과 풍경, 햇살, 바람, 향기가 느껴지는 것 같다.

1982년도 가을쯤으로 기억한다. 친구가 있는 애리조나주의 그랜드 캐니언을 방문한 적이 있었는데, 이때는 한국에서 학교를 다니고 있는 아내와 열렬히 펜팔로 편지를 주고받을 때였다. 애리조나주의 아름다운 도시 세도나에서 석양을 안고 달리며 운전을 하는 내내 들었던 음악이 바로 '이글스'의 '호텔 캘리포니아'였다. 단순히 오렌지빛이라고 설명하기에 미안할 만큼 아름다운 색의 거대한 사암 암벽과 봉우리들에 석양이 드리우고 기타와 드럼의 하모니가 더해져 눈과 귀 모두 더할 나위 없는 호사를 누렸던 그때가 지금도 선명하게 기억이 난다. 보컬의 애절함이 절절히 묻어나오는, 하지만 아주 로맨틱한 감성을 되살려주는 그 명곡은 언제, 어디에서 들어도 그때를 추억하게 만든다. 그때 아내에게 보낸 엽서를 아내가 아직도 간직하고 있어서 가끔 둘이 꺼내보기도 하는데, 그럴 때면 늘 일부러 '호텔 캘리포니아'를 찾아 듣곤 한다.

이렇게 아련한 추억을 떠올리게 만드는 소리가 있는가 하면 등골이 오싹해지거나 소름이 끼치거나 스트레스로 작용하는 소리도 있다. 손톱으로 칠판을 긁는 소리, 정육점의 고기 갈리는 소리, 높은 데시벨의 비명소리, 자동차의 급정거 소리 등은 모두 청각을 극도로 자극하는 소리다. 이뿐만 아니라 편안한 숙면을 취해야 할 밤에 잠자리에서 들려오는 배우자의 코 고는 소리나 이 가는 소리 역시 참을 수 없는 고통이다.

더구나 달콤한 신혼여행에서 처음 듣게 되는 배우자의 코 고는 소리와 이 가는 소리는 듣기 싫은 건 둘째 치고, 앞으로의 결혼 생활을 심각하게 고민하게 만드는 문제가 되기도 한다. 매일 밤 함께 잠을 자야 하는 배우자가 심하게 이를 갈거나 코를 곤다면 그것보다 숙면을 방해하는 일은 없을 테니 말이다.

하기야 요즘은 연애할 때 이미 알 건 다 알고 할 건 다 하고 결혼을 하는 경우가 많으니, 이를 갈거나 코를 고는 것은 진작에 알 수 있긴 하다. 그걸 알면서도 결혼했다면 모를까, 첫날밤에 뜬금없이 코를 곯고 이를 가는 배우자는 누구에게나 당황스러울 것이다. 사실 요즘은 코골이와 이갈이가 이혼 사유에 들 정도라고 하니 방법이 있다면 결혼 전, 해결을 위한 노력을 해보는 것도 좋을 듯하다.

코를 고는 건 입천장과 목젖이 늘어져 있거나 편도선이 큰 경우에 나타난다. 혹은 혀가 크거나 턱이 작아서 뒤로 물러나 있는 경우에는 숨 쉬는 통로가 좁아지게 되고, 잠을 자는 동안 좁아진 통로로 힘들게 숨을 쉬며 코를 골게 되는 것이다.

그렇다면 이는 왜 갈까? 자다가 '빠드득'하며 이 가는 소리를 들으면 등골이 오싹하며 소름이 끼칠 수도 있다. 우리는 잠잘 때나 무언가 집중하고 있을 때 무의식적으로 이를 가는데, 이갈이가 심한 사람은 잠을 잘 동안 충분한 휴식을 취하기 힘들고 치아가 손상되며 악관절과 저작 근육에 과도한 힘을 주게 되어 치아 건강에 나쁜 결과를 초래할 수도 있다.

이갈이 현상에 대한 원인은 아직 명확하게 밝혀지지 않았다. 다만 이갈이는 치열이 나쁜 경우나 치아 치료를 잘못한 경우 또는 저작 근육이 긴장되었을 때 주로 나타난다. 정신적으로 스트레스를 받아도 이갈이가 많이 나타나는데, 깊은 수면에 빠지지 못하고 얕은 수면을 지속할 때 이갈이가 더 심해진다는 보고도 있다. 대체로 불안, 스트레스 같은 심리적인 원인과 연관이 있다고 알려져 있다.

수면의 질이 떨어진다는 것은 그만큼 편안한 잠을 이루지 못한다는 것이다. 우리는 힘든 하루 일과를 마치고 수면을 통해 재충전을 하고 또다시 하루를 시작한다. 이런 재충전의 시간을 제대로 활용하지 못하게 된다면 당연히 피로가 누적되고 피로로 인한 스트레스에 노출될 수밖에 없다. 결국 스트레스가 수면을 방해하고 불편한 수면이 다시 스트레스를 불러오는 악순환이 반복되는 것이다. 수면 전문가들은 잠들기 전에 마음을 편하게 하는 것이 가장 중요하다고 말한다. 특히 껌이나 연필 등을 습관적으로 씹어도 이갈이가 나타날 수 있다고 하니 껌은 적당히 씹어야 한다.

이갈이가 계속되면 치아가 마모되는 것은 물론이고 이가 시리거나 흔들리고 깨지기도 한다. 밤새 이를 갈고 나면 피곤하고 턱이 아프기도 하니 이갈이는 반드시 고쳐야 한다. 이갈이를 하면 정확하게 진단을 하고 치료를 받아야 한다. 일반적으로 치과의 정밀한 검사와 턱 근육, 정신적인 긴장 상태 등 다양한 검사를 통해 원인을 찾고 제거하면 된다. 이갈이는 단순한 잠버릇이 아닌 질병으로 이해해야 하고 적극적인 치료를 해야 한다. 절대 방치해서는 안 된다. 질병에 걸린 것을 알면서도 치료하지 않는 사람은 없다. 간혹 이갈이 방지 장치를 사용하는 경우도 있는데, 이는 근본적인 해결책이 아니니 치과와 수면센터를 찾아 정밀 검사를 받고 치료할 것을 권한다.


'이를 간다, 이를 악문다, 치가 떨린다.'
누군가를 미워하고 복수심에 불탈 때 우리는 이렇게 표현한다.

우리의 마음가짐과 치아는 이렇게 필수적으로 연관되어 있는 것 같다. 마음이 편하지 못하면 이도 편하지 않다. 누군가를 미워하더라도 너무 치를 떨거나 이를 갈지 말고, 한발 물러서서 양보하고 나와 다름을 인정하는 연습을 해보자. 조금 더 편안해지는 것을 느낄 것이다. 마음이 편해야 우리 치아도 편하다.

# 치아는 건강할 때
# 지켜야 한다

Timing is everything

　타인의 생명을 다루는 의사는 매 순간이 선택의 연속이다. 어떤 치료로 환자의 고통을 줄여줄 수 있을지, 환자의 불편함을 줄이고 삶의 질을 좀 더 높여줄 최선의 방법은 무엇인지 늘 고민하고 옳은 선택을 해야 한다. 그것이 의사의 사명이지만 냉철하게 말하자면 그것이 의사의 능력이기도 하다. 그래서 환자들은 자신의 고통과 불편함을 덜어줄 '치료 잘 하는 의사'를 찾는다.

　나에게도 매일 이런 환자들이 찾아온다. 보통 치아 질환은 생과 사를 넘나드는 응급 질환은 아니지만, 치아가 부실하면 음식을 씹을 수 없고 맛도 제대로 보지 못하며 말하기가 어려워질 수 있기 때문에 당장 생활에 큰 불편과 고통을 준다. 그래서 그들에게도 이런 고통과 불편을 덜어주기 위한 최선의 치료를 해야 한다. 물론 치과 기술이 발달하여 자연 치아를 잃어도 브릿지나 임플란트로 잃은 치아를 복원해 씹는 기능을 완전히 회복할 수 있다. 하지만 지병으로 인해 원활한 치료를 하지 못하게 되는 안타까운 상황도 종종 발생한다.

7~8년 전에 위 치아 5대와 아래 치아 5대, 총 10대의 치아를 가지고 계신 60대의 환자가 병원을 찾았다.

"선생님, 내가 틀니를 도저히 못 끼겠어요. 치아가 이렇게 없는데, 뭐 다른 방법은 없을까요?"

치아의 30% 정도밖에 남아 있지 않아 그동안 틀니를 끼고 생활해왔지만, 그에 대한 거부감이 커서 뭔가 다른 방법을 찾고 있는 환자였다. 당시 환자는 당뇨병을 앓고 있는 상태라 임플란트에 대한 부담을 가지고 있었기 때문에 일단 남아 있는 자가 치아를 최대한 살리는 방법을 택해 고정성 틀니(브릿지)를 만들어드렸다. 2~3년 동안 브릿지로 잘 생활하셨는데 워낙 치아와 잇몸 상태가 좋지 않다 보니 브릿지가 서서히 내려앉고 있었다.

나는 환자에게 브릿지를 제거하고 지금이라도 임플란트 수술을 해보자고 권유했다. 그러나 환자는 본인의 지병인 당뇨병 때문에 선뜻 결정을 내리지 못했다. 치과 치료를 할 때 당뇨 질환은 큰 저해요소가 되지 않는다. 그러나 그 환자는 인슐린을 투여할 정도로 당 수치가 높았고, 더 큰 문제는 인슐린 저항성으로 수치의 변동이 심하고 안정화가 되지 않는다는 것이었다. 그런 경우, 수술적 치료를 하는 데 있어 위험 부담이 있는 것이 사실이다.

하지만 치과 진료의 가장 큰 장점은 부분 마취로 진행되므로 환자와 계속해서 소통이 가능하다는 것이다. 때문에 직접적으로 모니터링할 수 있어 다소 위험하더라도 환자를 위한 치료는 얼마든지 가능하다. 단, 환자의 컨디션이 좋을 때의 이야기이다. 위험 부담을 안고 수술해야 하는 의사의 입장은 차치하고, 그동안 환자의 상태를 쭉 지켜봐왔던 주치의로서 선택할 수 있는 최선의 방법은 임플란트였다.

수술 권유 후 환자는 결정을 내리지 못한 채 5년의 시간이 흘렀다. 얼마 전, 환자는 당뇨합병증을 견뎌내고 있는 상태로 또다시 병원을 찾았다. 환자의 나이도 어느덧 70대로 접어들었다. 환자는 이제 지푸라기라도 잡는 심정으로 임플란트 수술을 결정했다고 말했다. 지금이라도 잘한 결정이라며 우선 뼈를 다 잃은 아래 치아를 뽑고, 아주 기본적으로 임플란트 2대를 식립해서 틀니를 하기로 치료 계획을 세웠다.

문제는 환자의 컨디션이었다. 이미 5년 전에 비해 연세도 많아지셨고 당뇨합병증까지 온 상태라 컨디션이 이전에 비해 현저히 떨어져 있었다. 수술을 하려고 하자 자꾸 의식이 흐려지는 게 눈에 보였기 때문에 그 상태로 수술을 진행하는 건 무리였다. 환자가 컨디션을 회복하는 것이 우선이었다.

"아무 때고 컨디션이 좋은 날 다시 오세요. 제가 치료 잘 해드리겠습니다. 우선 컨디션부터 꼭 회복하세요!"라고 말하며 환자를 되돌려 보냈는데 그날 내내 안타까운 마음이 들어 힘들었다. '환자가 의사의 선택을 따라 좀 더 빠른 결정을 내려줬다면 어땠을까? 처음 병원을 방문했을 때 임플란트를 했다면 어땠을까?' 아쉬움에 생각이 꼬리에 꼬리를 물었다. 지금은 어서 빨리 그 환자분이 컨디션을 회복해 밝게 웃으며 병원으로 찾아오시길 바라고 있다.

흔히 '건강한 치아는 오복 중 하나'라고 말한다. 오복은 『서경』의 '홍범 편'에 나오는 것으로서 우리가 잘 살아갈 수 있는 다섯 가지 조건을 말한다. 첫 번째가 오래 사는 장수, 두 번째는 풍족하게 사는 부, 셋째가 건강을 뜻하는 강녕, 넷째가 다른 이를 위해 베푸는 덕, 그리고 살다가 자신의 집에서 깨끗하게 죽음을 맞이하는 고종명을 일컫는다. 이 다섯 가지를 오복이라 했는데, 어디에도 치아 이야기는 찾아볼 수 없다. 아마도 '건강한 치아가 오복 중 하나'라는 말은 건강을 지켜야 치아도 튼튼하게 지킬 수 있고, 치아가 좋아야 잘 씹어서 건강할 수 있다는 의미를 두루 포함하고 있는 것이 아닌가 생각해본다. 건강과 치아, 둘 다 우리 삶에 있어서는 최고의 가치가 아닐까? 건강도 건강할 때 지키고, 치아도 건강할 때 잘 관리하고 지켜야 한다.

# 사랑니는 일종의 저축이고
# 보험이다

Love and wisdom

나의 어린 시절에는 치과 치료가 그다지 대중적이지 않아서 유치가 흔들리면 집에서 뽑는 경우가 무척 흔했다. 겁을 잔뜩 먹은 아이를 달래며 어머니가 조심스럽게 흔들리는 치아에 긴 실을 묶어 문고리에 걸어두면, 박력 있는 아버지가 밖에서 '벌컥!'하고 문을 열어젖힌다. 순식간에 뽑혀나간 치아를 보고 아버지는 웃음을 참지 못하고, 아이는 뒤늦게 혼비백산하며 울음을 터뜨린다. 어머니는 우는 아이를 토닥이며 조심스럽게 아이의 치아를 휴지에 싸서 마당으로 나가 지붕 위로 훌떡 치아를 던진다. 그리고는 마치 주문을 외우듯 지붕을 향해 크게 한마디한다. "까치야, 까치야! 헌

이 줄게. 새 이 다오!"

그렇게 생애 첫 발치를 하고 나면 달콤한 아이스크림이 보상으로 따라오곤 했었다.

우리가 평생을 가지고 살아야 하는 영구치는 유치가 빠지면서 보통 초등학교에 입학할 때쯤 나오기 시작한다. 아이가 자라면서 앞니가 빠진 귀여운 모습을 보게 되는데, 이가 빠져도 귀엽게 보이는 것은 딱 이때뿐이다. 어른이 되어 이가 빠지면 사람이 조금 실없어 보이기도 하고 어눌해 보이기도 한다. 유치를 집에서 뽑는 경험은 그야말로 신기하면서도 눈물이 찔끔 나는 아픈 경험이다.

유치의 치근은 길고 약하기 때문에 이를 뽑다가 종종 깨지기도 하므로 조심해야 한다. 굳이 우는 아이를 달래가며 애써 뽑지 않아도 그대로 두면 자연스럽게 빠지는 경우가 많다. 그러나 잇몸 속에 숨어서 자라는 매복치는 다르다. 이렇게 잇몸 속에 숨어 있는 치아는 그대로 두면 평생 남아 있기 때문에 치과의사가 매복치라고 판단하면 즉시 뽑는 것이 좋다. 매복치는 나이가 들수록 빼기 어려워지고 주변의 치아나 조직을 손상시킬 수도 있다.

치아 가장 안쪽에 자리한 어금니는 보통 앞니나 송곳니보다 더

늦게 나오기 시작한다. 영양 섭취가 좋은 요즘에는 15세 정도에 나지만 예전에는 스무 살이 되어야 나오곤 했다.

어금니에 속하는 사랑니는 모두 4개가 나오는데, 사람에 따라서는 4개 중 일부만 나기도 한다. 사랑니는 어금니 제일 뒤쪽에 있는 치아를 말한다. 가장 안쪽에 있어서 칫솔질하기가 어려워 음식 찌꺼기가 잘 끼고 청소가 잘되지 않으니 세균 증식으로 인해 염증이 생기기 쉽다. 하지만 번거롭더라도 사랑니 전용 칫솔을 사용하면 위생적으로 관리가 가능하다.

사랑니는 20세를 전후한 시기, 즉 사랑을 깨달을 나이가 되면 나오는 치아라고 해서 '사랑니'라는 이름을 갖게 되었다고 한다. 개인적으로 '사랑니'라는 표현은 정말 기가 막히다고 생각한다. 사랑은 달콤하기도 하지만 쓰라린 아픔과 고통도 주니 말이다. 사랑니가 나올 때는 대개 잇몸을 찢고 서서히 나오기 때문에 은근한 통증이 상당 기간 느껴지곤 한다. 역시 우리 민족은 감성이 풍부하고 표현력이 뛰어나다는 것을 새삼 깨닫는다.

사랑니를 영어로는 '위즈덤 투스Wisdom tooth'라고 한다. 세상을 현명하게 바라볼 수 있는 나이가 되면 생기는 새로운 어금니라는 뜻이다. 중국에서는 '지치(智齒)'라고 한다. 역시 지혜를 아는 치아라는 의미다. 사랑니가 나와도 세상 물정을 모른다면 안 된다는 뜻을 포함하고 있다. 다른 나라들도 이와 비슷한 의미를 갖는다. 프랑스어로는 '돈 드 세제스dent de sagesse'라고 하는데 분별력이 있는 치아라는 뜻이다. 분별력이 있는 나이가 되면 생겨나는 치아이기 때문이다. 요즘 한창 경제 발전을 이루고 있는 베트남에서는 '랑꼰완Răng khôn ngoan'이라고 부른다. 이 역시 현명한 치아라는 뜻을 가지고 있다. 동서양이 모두 '현명한 치아'라는 의미를 담고 있는데 유독 우리나라만 '사랑니'라고 표현하는 것이다. 어찌 보면 사랑에 눈을 뜨는 나이에는 지혜를 갖추고 현명한 선택을 해야 하기 때문에 그 의미가 서로 통한다고도 할 수 있다. 하지만 사랑니라는 표현이 훨씬 더 문학적이고 철학적 의미까지 내포하는 것 같아서 좋다.

사실 현대인의 턱은 퇴화하였고 사랑니를 거의 사용하지 않아서 사랑니가 제대로 자랄 수 있는 공간이 적어진 편이다. 이렇게 좁은 턱 공간 안에 사랑니가 생기게 되면 턱에 눌리기도 하고 옆으로 나기도 해서 앞쪽의 어금니를 압박하거나 충치, 또는 치주병이 생기기도 한다. 이럴 경우는 당연히 일찍 발치하는 것이 좋다. 병원에 찾아오는 환자는 물론 언론사 인터뷰를 할 때 참 많이 듣는 질문 중 하나는 '사랑니를 꼭 뽑아야 하나요?'라는 질문이다.

사랑니가 자라나면 굳이 필요도 없고 그 주변의 청결에 문제가 되므로 뽑는 경우가 많다. 정말 사랑니를 뽑아야 할까? 결론부터 말하자면 사랑니는 아프지 않으면 뽑지 않아도 된다. 사랑니는 일종의 저축이고 보험이다. 나중에 어금니에 문제가 생겨서 뽑아야 할 경우 사랑니를 어금니 대신 이식할 수 있기 때문이다. 자가이식이다. 물론 자가 이식은 매우 까다롭고 어렵지만 요즘은 성공률이 상당히 높아졌다. 자가 이식한 치아는 본래의 치아와 기능이 거의 동일하고 의치나 임플란트에 비할 바가 아닐 정도로 훌륭하다.

자연 치아가 인공 치아보다 좋은 것은 충격을 감소시키는 치아 뿌리를 둘러싼 '치아 인대'가 있다는 점이다. 덕분에 음식을 씹는 등의 외부 충격에 유연하게 대응할 수 있다. 즉, 충격을 감소시키는 역할을 자연 치아는 치아 자체로 할 수 있는데, 임플란트는 치아 인대가 없어서 자연 치아보다는 충격에 다소 약하다. 나는 자연 치아를 뺐다가 이를 다시 심는 수술도 한다. 소위 '자가 치아 이식술'이라는 것이다. '그럴 리가!'라고 생각할지 모르지만 사실이다. 그렇기 때문에 사랑니를 발치해 필요한 어금니로 사용하는 것도 얼마든지 가능하다.

물론 수술을 하는 의사의 의학적 기술도 중요하지만 우리 몸이 스스로 재생하고 치유하는 능력을 지니고 있어 가능한 것이다. 인간에게는 세상 그 어떤 동물들보다 우수한 자생력이 존재하는 것 같다.

우리 몸이 스스로 치유하고 재생하고 살아나려는 힘이 있는 것처럼 우리의 정신과 마음도 외부의 충격을 감쇄시키는 충격 완화 장치를 가지면 더욱 건강하고 행복한 삶을 이어갈 수 있을 것이다. 그 완화 장치는 가족이나 연인, 친구 등 사랑하는 사람이 될 수도 있고, 취미나 명상 혹은 여행이 될 수도 있다. 깊은 우울감이나 삶의 무게로 힘든 시간을 겪고 있다면 자신만의 충격 완화 장치를 찾아보는 것은 어떨까? 우리의 건강한 치아처럼 말이다.

# 건강의 이상 신호,
# 구강 건조증을 간과해서는 안 된다

Dry like desert

어느 한가한 오후에 연세가 지긋한 노신사 한 분이 내원했다. 깨끗하게 다려 입은 셔츠, 말끔한 정장에 멋진 중절모까지 착용하고 지팡이를 가볍게 짚은 모습이 흡사 영국의 노신사를 보는 듯했다. 진료 의자에 '털썩'하고 떨어지듯 앉으며 기운 없이 말씀을 이어갔다.

"유 원장! 제가 요즘 밥을 먹는지, 자갈을 씹는지 분간할 수 없을 정도로 통 입맛이 없어요. 갑자기 왜 그렇지요?"

"저런, 식사를 잘 하셔야 할 텐데! 왜 그런지 어디 한번 볼까요? '아' 해보세요."

구강 검진을 하려고 입안을 살펴보자 구취도 심한 편이었고 침이 거의 없이 많이 말라 있는 상태였다.

"요즘 무슨 일 있으세요?"

"네, 요 며칠 사이에 무슨 일이 있어서 잠도 제대로 못 자고 긴장을 좀 했어요."

자세한 내용은 묻지 않았지만 노신사의 모습에서 극도의 긴장과 피로를 엿볼 수 있었다.

입이 바짝바짝 마르는 구강 건조증은 정신적, 육체적 이상에 의한 증상으로 나타날 수 있다. 60세 이상, 특히 호르몬의 변화를 겪는 갱년기 여성은 무려 50%가 구강 건조증을 경험할 정도로 흔하게 나타난다. 구강 건조증이 생기면 입안이 마르면서 입 냄새를 유발한다. 악화되면 구내염으로 이어지거나 혀가 바짝 말라 갈라지고 통증을 느낄 수도 있다. 그뿐만 아니라 치아우식증이나 잇몸 질환의 발병률도 높아지게 된다.

건강한 사람은 보통 하루에 1~1.5ℓ의 침이 분비되는데, 이보다 침이 적게 나오면 입안이 건조해지는 증상을 느끼게 된다. 침 분비량은 여러 요인으로 줄어들 수 있는데 비타민 결핍, 빈혈, 당뇨병 같은 질환을 앓는 경우 구강 건조 증상이 나타날 수 있다. 이 밖에도 '쇼그렌증후군Sjogren's syndrome'이라는 자가면역 질환이나 침을 분비하는 타액선에 염증, 종양, 결석이 발생해 침 분비량이 줄어들 수 있다.

　이런 병적인 증상 외에도 피로가 누적되거나, 지속적으로 스트레스를 받거나, 중요한 일을 앞두고 과도한 긴장을 하게 되면 우리 몸은 그에 대한 여러 가지 이상 반응을 보이게 된다. 주로 식은땀이 나거나 입안이 바싹 마른다. 피로, 스트레스 상황에서 흔히 일어날 수 있는 증상이지만 수일간 반복되고 혀가 갈라지거나, 입안이 마르고 뻣뻣해져서 발음을 제대로 하지 못하거나, 구취나 통증까지 심해진다면 다른 병적 원인과 감별하기 위해 병원을 찾아 진료하는 것이 좋다. 하지만 단지 입안이 마르는 것만으로 병원을 찾는 이들은 그리 많지 않다. 그저 컨디션의 문제이거나 노화로 인한 식욕 저하쯤으로 가볍게 여겨 병원을 찾지 않는 경우가 훨씬 더 많다.

　내원했던 환자는 노화의 문제라기보다는 지나친 스트레스로 인해 자율신경계의 교감신경이 극도로 민감해져 침의 분비량이 일시적으로 줄어든 경우다. 음식을 씹어서 삼키는데 윤활 작용을 하는 침이 없다 보니 음식의 맛도 당연히 잘 느끼지 못하고 거친 느낌에 식사가 힘들었을 것이다. 문제는 침의 분비량이 줄어들어 식사를 제대로 하지 못하면 결과적으로 전신 건강을 해칠 위험이 있다는 것이다. 그로 인해 삶의 질이 점진적으로 나빠지며 일상의 평범함을 유지하기가 힘들 정도로 부정적인 영향을 미칠 수 있다.

가끔 오전 환자 진료가 길어지면 점심 식사하기가 빠듯해 병원 근처 분식집에서 혼밥을 할 때가 있다. 식사를 주문하고 음식이 나오는 동안 메뉴판을 천천히 읽는 것만으로도 입안에 침이 고인다. 특히 어렸을 때 어머니가 자주 해주셨던 '철판 오징어덮밥'에 시선이 꽂히면 어머니의 손맛이 떠올라 더욱더 식욕을 자극한다. 거기에 분식집 오픈 주방에서 새어 나오는 음식 냄새까지 더해지면 금세 '꿀꺽!'하고 침을 삼켜야 할 정도로 입안 가득 침이 고인다.

침이 자주 마르는 사람들은 침의 분비량을 늘리는 것이 매우 중요하다. 물론 침샘의 이상이나 다른 질환으로 침 분비가 원활하지 않을 때는 간단한 시술이나 수술, 약물 치료를 통해 해결해야 한다. 하지만 스트레스로 인한 일시적인 증상일 경우에는 침의 분비량을 늘리는 습관으로도 충분히 좋아질 수 있다. 나는 이럴 때 맛있는 음식이나 산도가 높은 새콤한 음식들을 떠올려 보라고 권유한다.

예를 들어, 노란 빛깔을 띠는 레몬 껍질을 차근차근 벗겨 과육이 드러나면 한입 베어 무는 상상을 해보자. 입안에 과즙이 가득

차 눈이 저절로 감길 만큼 신맛이 혀를 자극하는 것을 떠올리면 감각기관과 신경을 자극해 입안에 침이 고이는 반응을 경험할 수 있다. 어떠한 자극이 주어졌을 때 의식에 상관없이 반응이 일어나는 '조건 반사' 때문에 나타나는 현상이다. 과거에 경험한 새콤한 맛 때문에 후천적 반사가 일어나는 것이다. 레몬을 보거나 상상했을 때 침이 고이는 현상은 조건 반사의 대표적인 예로 꼽힌다. 아마도 이 글을 읽을 때 입안에 침이 고였을 것이다. 이런 식으로 맛있는 음식이나 신맛이 강한 음식을 떠올리면 침의 분비량을 늘려볼 수 있다.

침은 윤활 작용으로 소화를 돕는 것 외에도 라이소자임Lysozymes, 락토페린Lactoferrin 이라는 효소를 함유하고 있어 항균 작용을 하면서 구강 내의 점막을 보호하는 기능을 한다. 또한 면역글로블린에이(IgA)가 풍부하여 염증을 막아주는 역할도 하므로 감기나 독감으로부터 우리를 지켜준다. 무엇보다 충치와 아주 밀접한 미생물의 활동을 저하시키고, 치아의 사기질인 에나멜 층을 산으로부터 보호해 칼슘이나 인과 같은 무기질 손실을 막아 충치를 예방하고 치아를 보호하는 역할도 한다. 때문에 침은 우리 몸이 만들어 내는 최고의 천연 세제이자 치약이고, 훌륭한 구강 청결제라고 할 수 있다.

구강 건조증으로 입맛을 잃은 환자에게는 우선적으로 평소 수분을 자주 섭취하는 것을 권했다. 한 번에 많이 마시는 것보다는 조금씩 자주 마셔 입안을 촉촉하게 적시는 것이 좋다. 하지만 물 대신 커피, 녹차 등 음료로 대체하는 것은 오히려 입안을 마르게 할 수 있으니 주의해야 한다. 맹물이 맛이 없어 마시기 힘든 사람은 물에 소량의 레몬을 섞으면 마시기도 쉽고 침샘을 자극하는 효과도 볼 수 있다. 더불어 귀밑이나 뺨을 가볍게 마사지해서 이하선이라는 침샘을 자극하면 침 분비량을 촉진할 수 있다. 무엇보다 환자에게 필요한 것은 생활의 균형을 잡고, 충분한 수면을 취하고, 마음을 평온하게 하는 것이다. 때문에 가벼운 산책과 운동을 추천했다. 궁극적으로 숙면을 취해야 자율신경계가 안정되고 부교감신경이 활발해져서 침의 분비량도 자연스럽게 늘어날 수 있기 때문이다.

만약 위의 방법들이 효과가 없다면 약물을 사용하는 것도 하나의 방법이 될 수 있다. 특히 방사선 치료로 침샘의 세포가 많이 손상된 환자들의 경우에는 침 분비를 촉진하는 약물을 사용할 필요가 있다. 다만 부교감신경을 자극하는 작용제가 혈관 확장으로 인한 저혈압, 구토, 오심, 땀 분비의 증가 등 여러 형태의 전신적인 부작용을 유발할 수가 있어서 반드시 전문의와 충분한 상의를 거처 사용해야 한다.

어떤 이유에서든 스트레스가 심해지면 평소 나타나지 않던 몸의 변화가 나타날 수 있다. 또, 나이가 들면서 우리 몸의 많은 부분에 변화를 맞이하게 된다. 누구나 스트레스 없이 살아갈 수 없고 세월을 거스를 수 없다. 다만 좀 더 건강하고 수준 높은 삶을 영위하고 싶다면 우리 몸이 보내는 신호를 제때 파악해서 적절한 조치를 하고 경우에 따라 적극적인 치료를 받을 필요가 있다. 우리 몸에서 가장 예민한 부분 중 하나인 입안에도 스트레스 반응이나 노화의 반응들이 언제든 나타날 수 있다. 입안이 건조하고 마르는 듯한 느낌이 들고 입맛이 떨어진다면 가볍게 여기지 말고 증상이 심해지기 전에 구강 검진 차원에서라도 꼭 내원해보길 권한다.

# 6개월에 한 번,
# 치아도 대청소가 필요하다

6 months recall

"스케일링을 하면 이가 깎이잖아요."

스케일링에 대해 거부감을 갖고 있거나 스케일링을 하고 난 환자 중에서 이 말을 하는 사람이 정말 많다. 그럴 때마다 이런 말씀을 드린다.

"이가 깎이는 게 아니고 더러운 치석을 제거하는 거죠."

스케일링은 딱딱한 물질을 긁어내거나 비늘을 벗긴다는 뜻으로, 침으로 분비된 석회분이 미생물과 결합하여 생긴 딱딱한 치석을 제거하는 것이다. 또한 거칠어진 치아 표면을 매끄럽게 하여 치석이 다시 생기는 것을 예방하는 효과도 있다.

치석은 한자로 齒石, '치아에 생긴 돌'이라는 뜻인데 입안에 돌을 그냥 둘 수는 없지 않은가? 보통 입안에서 칼슘과 인산염의 결합으로 석회화가 이루어지는데, 환자 개인마다 조금씩 다르지만 대체로 3주 만에 진행된다. 석회화가 진행된 후에는 아무리 칫솔질을 열심히 하더라도 잘 제거되지 않는다. 특히 아래 앞니들과 양쪽 위 어금니 부분이 쉽게 석회화가 일어나는 부분이다. 이들 치아 주위에 침샘이 근접해 있기 때문이다.

치석이 생긴 초기에는 노란색으로 딱딱히 굳어있으며 스케일링 기구로 제거가 용이하지만 오랜 세월 쌓여 단단히 굳어진 치석은 점차 검은색으로 변하며 아주 딱딱하게 치아 뿌리 표면에 붙어있다. 마치 바닷가에 따개비들이 돌 위에 붙어서 단단한 것처럼 제거하기가 여간 힘든 것이 아니다. 이런 치석은 잇몸뼈를 녹이는 치주질환을 유발한다.

그냥 방치하면 치아를 둘러싸고 있는 뼈가 잇몸 깊숙이까지 녹아내려 치아가 흔들리고 마침내는 이를 뽑아야 하는 경우가 발생한다. 예방 가능한데 너무 마지막까지 방관하다가 안타까운 상황을 맞는 분들을 종종 목격한다. 스케일링은 일반적으로 6개월마다 하면 되고 치면세균막이나 치석이 많이 생기는 사람은 3개월 주기로 하면 된다. 평소에 칫솔질이 잘 되고 구강 위생 상태가 좋은 사람은 일 년마다 해도 된다.

집안을 청소하는 것을 생각해보자. 매일 청소를 하지만 한 번씩 가볍게 대청소를 해주면 집안을 언제나 청결한 상태로 유지하는 것이 가능하다. 그러나 몇 년 동안 묵은 먼지를 한 번에 제거하려면 잘 제거되지도 않고 오히려 얼룩지거나 곰팡이가 피어 청소가 힘들어지는 것은 물론 청결한 관리 자체가 불가능해진다. 그래서 우리 치아도 주기적인 관리가 필요한 것이다.

간혹 스케일링하고 난 뒤에 이가 시리다며 불편감을 호소하는 사람들이 있다. 그래서 이가 깎인다고 생각하는지도 모른다. 스케일링 뒤 이가 시린 것은 치아 주변의 치석을 제거한 후 치아 뿌리 주변의 민감한 부분이 드러나기 때문이다. 이것은 이가 약해진 것이 아니라 극히 정상적인 반응이다. 뜨겁거나 찬물에 닿을 때 생기는 치아의 반응인데, 칫솔질을 잘하고 청결을 유지하면 차츰 나아진다. 만약 계속 시려서 힘들면 치과를 찾아 민감한 부분을 약재로 치료하면 간단하게 해결된다. 다만 스케일링하고 난 뒤에 몇 가지는 조심해야 한다. 2~3일 동안은 자극적인 음식을 피하고 피가 계속 날 수 있으므로 피 나는 곳을 빨지 말아야 한다.

한국에 온 지 얼마 되지 않았을 때보다는 상황이 많이 좋아졌지만 아직도 스케일링을 하는 사람이 생각보다 많지 않다. 치과는 아파야 온다는 고정관념이 그렇게 만들었을까? 아니면 정말 스케일링을 하면 치아가 깎인다고 생각해서일까? 적어도 내 책을 보게 된 이들은 이런 오해를 더이상 하지 말아줬으면 하는 바람이다. 치과는 정기적으로 방문해야 하는 곳이며, 스케일링을 하는 것은 거의 모든 치과 질환의 예방 주사와도 같은 것이다. 더구나 지금은 국민건강보험 혜택으로 급여화하여 1년 주기로 거의 무상의 치과 진료를 받을 수 있다. 누구나 치아 건강을 관리할 수 있고, 치과 질환을 충분히 예방할 수 있다.

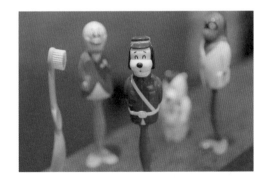

# 치과는 이가 아파야 간다는
# 상식을 벗어나야 한다

Better safe than sorry

미국과 한국의 환자들을 비교해보면 치과 정기 검진에 대한 인식에 큰 차이가 있다. 나는 미국에서 7년간 개인 병원을 운영했었다. 그때 찾아온 미국의 환자들은 치아에 이상이 있지 않아도 적어도 6개월에 한 번씩 정기검진을 받으러 오곤 했다. 그러나 우리나라 환자들은 '치과는 아파야 가는 곳'이라는 인식이 상식처럼 굳어져 있다. 치과에 대한 막연한 두려움 때문에 버티고 버티다 씹을 수 없을 만큼 통증이 커지면 그제야 병원을 찾는 사람이 많다. 젊은 연령층보다 50대 이상의 연령층에서 그런 경우가 많고, 대개 여성 환자들보다는 남성 환자들이 더욱 그렇다. 안타까운 것은 참을 수 없는 통증이 나타나고 나서야 병원을 찾게 되면 이미 치료 시기를 놓치는 경우가 많다는 것이다. 그만큼 치과 치료는 적절한 시기와 예방이 가장 중요하다. 때문에 '치과는 이가 아파야 간다'는 상식에서부터 벗어나야 한다. 아주 간단하지만 이것이 치아 건강을 지키는 첫걸음이 될 수 있다.

그렇다면 치과에 방문하는 것을 극도로 꺼리는 이유는 무엇일까? 물론 치과 치료가 대중적이지 않던 시대에 자라온 장년층 이상의 연령에서는 정기적인 치과 진료에 대한 중요성을 인지하지 못하는 경우도 많다. 하지만 그보다는 30~40년 전만 해도 치과의사들이 진료를 하면서 환자와 충분한 소통을 하고, 환자의 고통을 공감하는 치료가 이루어지지 않았던 것도 크게 한몫하는 게 사실이다. 나의 고통과 아픔을 공감받지 못했다는 당시의 기억 때문에 치과 치료에 대한 일종의 거부감이 자리 잡았을 수 있다.

그래도 무엇보다 치과 치료가 꺼려지는 가장 큰 이유는 두려움 때문일 것이다. 정확히 말하자면 치과 치료가 아플 것이라는 두려움 때문이다. 치과에 오면 거의 모든 치료가 부분 마취로 진행된다. 더구나 환자의 입을 제외한 얼굴 부위는 시술용 덮개로 가려두기 때문에 환자의 시각을 제외한 모든 감각은 더욱 예민해질 수밖

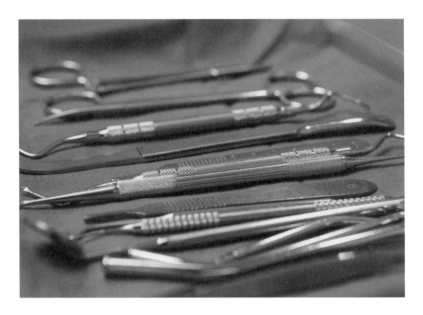

그래도 무엇보다 치과 치료가 꺼려지는 가장 큰 이유는 두려움 때문일 것이다. 정확히 말하자면 치과 치료가 아플 것이라는 두려움 때문이다.

에 없다. 특히 치아를 삭제할 때 사용하는 드릴의 윙윙거리는 소리, 시린지라는 기계가 물이나 바람을 강하게 뿜어내는 소리, 코를 찌르는 약품 냄새는 환자가 모두 지각할 수 있기 때문에 자칫 그 느낌을 고스란히 느끼고 패닉 상태에 빠질 수 있다. 심지어는 다음 진료 때 극심한 스트레스로 치료 전에 이미 의식을 잃어버리는 경우도 생긴다.

이런 경우는 대부분 어릴 적 유치 치료나 충치 치료의 기억이 공포로 형성되었을 가능성이 크다. 하지만 치과는 대부분 평생을 다녀야 하는 곳이기 때문에 어릴 적부터 익숙한 장소로 만들어야 한다. 그래서 부모의 역할이 중요하고 의사의 손길도 매우 중요하다. 나는 대학에서 공부할 때 베스트 핸드Best hands로 선발되었다. 즉 손기술이 가장 뛰어난 학생이었다. 그래서일까? 나에게 치료를 받는 환자들은 간혹 내 손기술을 높게 평가해주곤 한다.

어느 날 아주 가냘프지만 아리따운 여성 환자가 앞니가 너무 검게 변색되어 간다며 내원했다. 앞니 중절 치아들을 보철 치료하기 위해 윗입술을 약간 흔들며 국소 마취를 실시했다.

"자 이제 몇 분만 기다렸다 마취가 되면 치료 시작하겠습니다" 라고 안내하자 환자가 놀라며 얘기한다.

"언제 마취하셨어요? 전혀 느끼지 못했는데요! 와! 완전 예술인데요!"

우리가 흔히 사용하는 아트(Art)라는 단어의 사전적 의미는 '예술'을 나타낸다. 하지만 일상에서는 기술과 예술을 모두 통칭하는 단어처럼 쓰인다. 기술이 좋으면 예술과 같은 감동을 주고 종종 예술로 평가받기도 한다. 감탄하며 칭찬을 쏟아내는 환자에게 별거 아니라는 듯 방긋 웃어 보였다. 치과의사로서는 당연히 해야 할 일인데도 이런 칭찬을 들으면 내심 기분이 좋은 건 사실이다.

치아 치료를 위한 마취 주사가 치과 치료 중 가장 고통스럽다는 분들이 의외로 많은데, 나는 언제 주사를 맞았는지 모를 정도로 부드럽게 주사를 놓을 수 있다는 것에 감사드린다. 이렇게 아프지 않은 첫 경험을 한 사람은 그다음에 올 때도 두려움을 갖지 않고 찾아온다. 소위 말하는 단골이 생긴다. 그리고 차후의 치료가 비록 불편하더라도 잘 감내하며 치료를 받는다. 결국 치과의 문턱을 낮추는 일은 의사들의 몫이다. 편안한 병원, 아프지 않은 병원, 미용실 가듯 정기적으로 방문할 수 있는 병원이 되도록 환자들을 배려하는 건 의사의 역량인 셈이다. 여러 순서의 보철치료를 마치고 여자 환자는 또 다시 기분 좋은 칭찬을 들려주고 병원을 나섰다.

"아무래도 원장님 금손을 보험 드셔야 될 것 같습니다!"

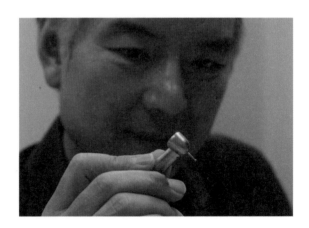

◆

건강한 치아는 건강한 삶, 나아가 젊음을 유지할 수 있는 비결이 된다. 간단한 치과 치료만으로 외모 콤플렉스를 이겨낼 수도 있고, 틀니와 임플란트로 삶의 질을 한 단계 높일 수도 있다. 그래서 좋은 의사를 만나면, 누구나 젊어지고 아름다워질 수 있다.

# 누구나
# 젊음을 원한다

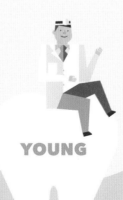

YOUNG

# 20개의 치아를
# 80세까지!

Beatles, my first car

온 가족이 미국으로 건너가 정착을 한 지 얼마 되지 않았을 때였다. 당시 미국 고등학교 3학년에 재학 중이었던 나는 고등학교 4학년까지 아르바이트를 했었다. 미국에서는 18세 이상이 되면 성인이기 때문에 한국보다는 좀 더 일찍 독립심을 기를 수 있는 분위기였다. 그뿐만 아니라 워낙 자식들의 판단을 믿고 지지해주신 부모님 덕분에 낯선 땅에서 조금 일찍 경제 활동을 시작할 수 있었던 것 같다.

오후 3시쯤 학교 수업을 마치면 서둘러 집에 들러 간편한 옷으로 갈아입고 간단하게 요기를 한 후 저녁 6시까지 매일 식당으로 출근했다. 자전거를 타고 30분을 달려 식당에 도착하면 주방 뒤쪽으로 들어가 3시간 동안 열심히 접시만 닦으면 되는 일이었다. 사실 당시에는 미국으로 건너간 지 고작 몇 달밖에 되지 않았기 때문에 영어가 서툴러 선택할 수 있는 일이 그다지 많지 않았다. 접시닦는 아르바이트는 별다른 의사소통 없이 그저 몸으로 때우는 일이라 충분히 가능했다. 그렇게 4~5개월 정도를 주방 뒤편에서 꾸준히 일하고, 여름에는 3개월간 공장 지붕을 칠하는 아르바이트까지 겸했었다.

한 시간에 2불 15센트를 받아 차곡차곡 모은 돈은 어느새 650불이 되었고 나는 자동차를 사기로 결심했다. 며칠 동안 지역신문을 샅샅이 뒤졌다. 당연히 그 시절에는 인터넷이 아예 없었기 때문에 지역신문을 통해 중고차 거래를 많이 했었다. 그리고 나의 운명의 첫 차, 하얀색 폭스바겐 비틀즈를 만났다. 15년 된 낡은 중고차였지만 외관은 아주 깔끔하고 예쁜 차였다. 내 생애 처음으로 직접 일해서 번 돈으로 구매한 나의 첫 번째 자동차라 남다른 애정을 가지고 있었다.

애지중지 아끼던 차를 몰고 처음 빗길을 운행하던 날이었다. "앗! 차가워! 뭐지?" 도로에 물이 잔뜩 고여있는 웅덩이를 지나는

데, 출렁하면서 갑자기 발아래서 차가운 느낌이 들었다. 차를 세우고 살펴보니 운전석 발판 아래 주먹만 한 구멍이 뚫려 있는 게 아닌가! 워낙 노후된 차라서 차체에 녹이 슬면서 구멍이 생긴 것이었다. 차를 인도받을 때는 운전석 카펫에 가려져 있어 미처 확인하지 못했던 것이다. 결국 발판을 덧대고 그 위에 카펫을 덮어 그 후로도 7~8년을 더 사용했다. 지금도 가끔 비 오는 날 운전을 할 때면 나의 첫 차, 구멍 난 비틀즈가 생각나 빙긋 웃음 지으며 그때 생각에 잠길 때가 있다.

한 번은 식당 앞에 주차해두고 일을 마치고 나와 보니 갑자기 시동이 걸리지 않는 것이었다. 같은 학교 한 학년 아래 후배들이 내가 금지옥엽 다루는 자동차가 샘났는지 스파크 플러그를 몽땅 뽑아 놓은 것이었다. 정비책을 보며 간단한 부품을 교체할 줄만 알았지 당연히 그 밤중에 차를 고칠 엄두는 내지 못했다. 식당 앞에 차를 두고 집으로 돌아가면 됐지만 못 말리는 지독한 애정 때문에 결국 아버지께 SOS를 청해 부자가 1시간 넘게 차를 밀고 밤길을 힘들게 왔던 기억도 있다.

나는 시간이 날 때마다 비틀즈를 번쩍번쩍 광이 나도록 닦아줬고 매주 주말에 정성스레 세차를 했다. 직접 정비 책을 사서 하루는 타이어를 점검하고, 하루는 필터를 갈고, 나중에는 손수 엔진오일도 갈 수 있을 정도로 차에 애정을 쏟았다. 남들은 낡은 중고차라고 했지만, 당시 나에게는 어떤 명차 부럽지 않은 소중한 차였다. 그렇게 꾸준히 관리를 해주니 낡은 중고차도 7~8년을 말썽 없이 탈 수 있었다.

그때만 해도 자동차를 한번 구입하면 최소 20만 마일, 그러니까 32만 킬로미터 정도는 타곤 했었다. 요즘은 10만 킬로미터만 되어도 폐차를 하는 경우가 매우 흔하지만 사실 자동차의 엔진 수명은 40만 킬로미터까지도 갈 수 있다고 한다. 물론 정기적인 관리를 잘 해주었을 때 이야기다. 그렇다면 우리 치아의 수명은 얼마나 될까?

우리 치아도 크게 다르지 않다. 제대로 관리하고 정기적으로 치과 진료를 받으면 20개의 건강한 치아를 80세까지 사용 가능하다. 사랑니를 제외하고 28개의 치아 중 30% 정도를 잃어도 나머지를 80세 정도까지 가지고 갈 수 있다고 보는 것이다. 실제로 진료실에서 젊어서부터 꾸준히 치과 진료를 받아온 환자들을 보면 80세 이상의 고령임에도 20개 정도의 건강한 치아를 가지고 계신 분들이 꽤 많은 편이다. 그만큼 치주 질환, 충치는 얼마든지 예방이 가능한 질환이다. 또 부러진 치아는 보철 치료를 하면 되고 손실되었을 때는 인공 치아로 관리해주면 된다.

반면 젊어서 치아 관리를 제대로 하지 않았거나, 정기적인 치료를 받지 않은 사람들은 대부분 중장년층이라고 하더라도 치아와 잇몸 상태가 좋지 않아 고통을 호소한다. 노령층의 경우, 기저질환으로 인해 치과 치료 자체에 부담을 느껴서 치료를 미루다가 결국 10개 미만의 치아로 힘들게 생활하시는 분들도 종종 있다. 그런 모습을 볼 때마다 치과의사로서는 참으로 안타깝다. 관리만 잘 해줘도 80년, 100년을 사용할 수 있는 치아를 잃으셨으니 말이다.

자동차에 애정을 가지고 잘 관리하면 10년, 20년 그 이상도 얼마든지 탈 수 있다. 하지만 아무리 훌륭한 자동차라고 해도 제때 정비하지 않고 소모품을 제대로 교환해주지 않으면 차의 수명은 현저하게 줄어들 수밖에 없다. 아니면 언제 멈출지 모르는 시한폭탄 같은 자동차를 늘 불안하게 타고 다녀야 할지 모른다. 치아도 마찬가지다. 어떻게 관리하느냐에 따라 10년, 20년을 넘어 100년까지도 사용이 가능하다. 세상 그 어떤 명품이 이보다 가치 있을까? 우리가 지니고 태어난 치아를 부디 소중히 관리하고 아낄 줄 알아야 한다.

# 틈새로
# 복이 샌다

Holding the fortune

각각의 치아는 그에 맞는 역할이 있다. 음식을 끊어내는 절단의 역할을 주로 하는 전치부(앞니)가 있고, 음식을 뜯어내는 역할을 하는 견치(송곳니)가 있다. 마지막으로 구치부(어금니)는 주로 음식을 잘게 부수는 역할을 한다. 이렇게 치아는 기본적으로 음식물을 씹는 저작의 기능을 주로 하지만 정확한 발음을 내고 얼굴의 형태를 유지할 수 있도록 하는 중요한 역할도 담당한다. 그뿐만 아니라 환하고 가지런한 치아는 상대방에게 좋은 이미지를 전달하므로 심미적인 면에서도 역할이 매우 중요하다. 특히 앞니는 치아의 중심에 자리잡고 있기 때문에 사람의 인상을 좌우하는 역할을 한다고 해도 과언이 아니다. 그래서 앞니가 손상되거나, 상실되거나, 변색되거나, 틈이 벌어지면 다소 어리숙해 보이기도 해서 자신감이 결여될 수 있고 그로 인해 대인관계에 지장을 초래하기도 한다.

예로부터 앞니가 벌어지면 그 틈새로 복이 빠져나간다고 했고 가지런하고 반듯한 치열은 미인의 조건으로 꼽았다. 관상학에서는 치아의 모습으로 성격이나 건강은 물론, 재물운과 애정운, 부모나 조상과의 관계까지도 알 수 있다고 한다. 치아가 희고 튼튼하며 특히 틈새가 없고 곧으면 길상이라 하고 이런 치아를 가진 사람은 건강하고 장수한다고 했다. 반면, 틈새가 있는 치아를 가진 사람은 끈기가 없고 화를 잘 내는 성격을 가지며 특히 대문에 해당하는 앞니가 벌어져 있으면 복도 빠져나가고 말도 새어 나간다고 하니 이는 반드시 고쳐야 한다. 무엇보다 심미적으로도 좋지 않고 나이도 훨씬 더 들어 보이며, 간단한 치료로 얼마든지 좋아질 수 있으니 고치지 않을 이유가 없다.

지금은 이사를 왔지만 얼마 전까지 20년을 정붙이고 살았던 그곳에서 늘 애용하던 목욕탕이 있었다. 이른 아침이나 휴일 한가한 시간에 자주 찾았던 목욕탕에 3년간 세신을 맡아줬던 세신사 총각이 있었는데 매주 총각에게 몸을 맡기다 보니 어느새 참 친해졌다.

그날도 총각에게 몸을 맡기고 일상적인 이야기를 나누고 있었는데 총각이 자못 심각한 표정으로 내게 말을 걸었다.

"원장님. 저 장가가야 하는데요."

"가면 되지. 그만하면 미남이고 일도 성실히 잘하는 훌륭한 총각인데."

"근데요, 제가 고민이 하나 있어요."

"무슨 고민? 편하게 말해봐요."

이 세신사는 40대의 총각이다. 우리 때는 남자 나이 서른이 되면 혼기가 꽉 찼다 말하고 서른을 훌쩍 넘기면 노총각이라 부르기도 했다. 하지만 요즘이야 결혼 적령기라는 것이 따로 있지 않고 결혼을 하지 않는 비혼주의자들도 많기 때문에 나이는 그저 숫자에 불과하다. 그런데 장가갈 고민을 한다고 하니 무슨 사연인지 궁금했다.

총각은 내 얼굴 앞으로 오더니 입을 크게 벌려 보여주었다. 뭐 크게 벌릴 것도 없었다. 총각의 앞니 사이가 벌어진 것이 바로 눈에 띄었다. 그러고 보니 3년 동안 말도 잘 하지 않고 얼굴을 정면으로 잘 보여주지 않았던 것도 비로소 생각났다. 꼭 해야 할 말이 있을 때도 입을 크게 벌리지 않고 조심스럽게 말하던 총각을 그저 조용하고 수줍음 많은 성격이리라 짐작했었다. 총각에게는 벌어진 앞니 사이의 틈이 다른 사람에게는, 특히 치과의사인 나에게는 보여주기 싫은 부분이었을 거라는 생각이 들었다.

"어떻게 해야 하나요? 간단한 방법 없을까요?"

"이런! 그걸 왜 이제 이야기해요? 간단하게 고칠 수 있는데."

나는 내일이라도 당장 치과로 오라고 했다. 2주 정도가 지났을까, 말끔하게 옷을 차려입은 총각이 치과로 들어섰다. 목욕탕에서야 서로 벌거벗고 보니 몰랐지만 옷을 제대로 갖춰 입은 총각을 보니 앞니만 빼면 나이보다 열 살은 더 어려 보이는 번듯한 외모를 지닌 친구였다. 나는 레진으로 총각의 앞니 모양을 정상적으로 보이게 치료를 했다. 이런 교정 치료는 비교적 간단하다. 교정을 마친 후 거울을 보고 씩 웃는 총각은 행복해 보였다.


우리 치아가 각각의 생김이 다르고 저마다 맡은 역할이 다르듯 우리의 인생도 저마다 살아가는 방식이 다르고 각자가 맡은 역할이 다르다. 어떤 역할이 더 중요하고 어떤 역할이 더 대단하다고는 할 수 없지만 각자가 자기의 위치에서 최선을 다하는 것, 그게 무엇보다 중요하다. 세신사 청년은 내 몸을 개운하고 깨끗하게 해주는 고마운 역할을 해주고, 나는 지금 이 자리에서 오랜 시간 자신감을 잃게 한 총각의 앞니를 말끔하게 치료해줌으로써 각자 자신의 역할에 최선을 다한 것이다. 그래서일까. 최선을 다한 결과는 언제나 행복과 보람을 선물해준다.

총각이 앞니를 치료받고 몇 달쯤 흐른 후 병원을 찾아와 작은 봉투를 내밀었다. 청첩장이었다. 그동안 알고 지내던 처녀와 결혼하기로 했다며 놀랍고 반가운 소식을 전해주러 감사하게도 일부러 찾아준 것이다. 세신사 청년이 멋진 예비신랑이 되어 내민 청첩장이 치과의사로 살아가는 내 역할이 참으로 축복받은 역할이라는 것을 다시 한번 깨닫게 해주었다. 치과 치료를 통해 행복해진 환자의 모습을 보는 것은 치과의사로서 누릴 수 있는 가장 큰 행복 중 하나다. 그날 나는 유난히 많은 환자를 보고 피곤했는데 총각의 청첩장과 치아를 드러내고 밝게 웃는 행복한 얼굴을 보고는 피곤이 눈 녹듯 사라졌다. 이제 치아 틈새로 새는 복을 꼭 막아두었으니 총각의 앞날에 행복만 가득하길 바라본다. 나는 총각에게 진심을 담아 축하의 악수를 청했다.

# 정돈된 앞니는
# 자신감의 원천이 된다

Spring of confidence

"자기야! 지난번 파티 때 인사 나눴던 ○○○ 대표 기억해?"

"글쎄, 인사를 나누긴 한 것 같은데 얼굴이 잘 기억나지 않네."

"왜, 그 어두운 네온 조명 아래서도 유독 치아가 하얗고 가지런했던 남자분 있었잖아. 우리한테 밝게 웃으면서 인사했었는데, 기억 안 나?"

"아, 맞다! 이제 기억난다!"

미국 상공 회의소 연말 행사에서는 국내에 진출해 있는 글로벌 기업 대표나 대사관 관계자 등 많은 사람들을 만나게 된다. 아내가 여행사 운영을 하며 오래전부터 멤버로 가입되어 있었고, 이젠 치과도 멤버가 되어 중요한 행사에 종종 부부 동반으로 참석하고 있다. 이런 모임에서는 익숙하고 반가운 이들도 만나지만 처음 인사를 나누게 되는 이들도 적지 않다. 연말 행사에서 처음 만나 인사를 나눴던 한 기업의 대표를 떠올리며 아내와 대화를 나누던 중이었는데, 도무지 그의 얼굴이 떠오르지 않았다. 그때 아내가 그의 외모적 특징을 설명하며 상기시켜주었다. 유난히 하얀 치아가 눈에 띄었던, 밝고 환한 미소 때문에 인상이 참 좋아 보였던 그를 기억하자 전체적인 모습과 그와 나누었던 대화들까지도 생생하게 떠올랐다.

우리는 낯선 사람을 기억할 때 그 사람의 이름보다 외모를 떠올리는 경우가 매우 많다. 인간의 뇌는 문자보다 그림이나 영상 같은 이미지를 더 먼저 떠올리고 기억하기 때문이다. 예를 들어 누군가 '코끼리'라는 말을 했을 때 대부분의 사람들은 '코끼리'라는 글자보다 코끼리의 긴 코, 큰 귀, 뾰족한 상아 등 특징적인 모습 즉, 코끼리의 이미지를 떠올린다는 것이다. 그래서 기억 속 누군가를 떠올릴 때 우리는 주로 그 사람의 특징적인 외모를 기억한다. 주로 부리부리한 눈, 날카로운 눈매, 짙은 눈썹, 오뚝한 콧날, 두꺼운 입술 등 이목구비가 특징이 되는 경우가 많다. 그중 앞니의 특징이 도드

라진다면 더욱 기억하기 쉽다.

앞에서도 언급했지만, 앞니는 인상을 좌우하는 매우 중요한 요소가 된다. 심미적 기능을 하고 있기 때문이다. 특히 앞의 여섯 치아 중에서도 '중절치'라고 불리는 가운데 두 개의 치아는 앞니의 심미적 기능에 있어 매우 중요한 역할을 하고 있다. 중절치는 얼굴의 좌우 대칭을 잡아주며 옆모습의 경사도를 좌우하므로 앞니의 균형이나 돌출 양에 따라서 정돈된 인상을 주기도 하고 서구적인 미적 기준을 충족하기도 한다. 즉, 이 두 개의 치아가 어떻게 생겼느냐에 따라 사람의 전체적인 인상이 달라지게 된다.

앞니가 심하게 벌어져 있거나, 옥니처럼 들어가 있거나, 앞니 두 개가 마주 보며 기울어져 있거나, 옆의 측절치가 안이나 밖으로 겹쳐져 있으면 얼굴의 균형이 맞지 않는 경우가 많고 진중하거나 정돈된 인상을 주기 어렵다. 또 앞니의 돌출 정도에 따라서 코와 입이 이루는 경사도가 달라지는데, 돌출이 심한 경우 옆모습이 마치 유인원처럼 보이기도 한다. 한국인들도 서구 문화에 상당히 익숙해져 있어서 언제부턴가 서양인들의 평평한 얼굴을 선호하는 경향이 짙다. 다수의 교정 치료 환자들을 초진 상담해보면 평평한 옆모습을 훨씬 더 선호한다는 사실을 알 수 있다.

실제로 대중적으로 선호하는 코와 입술의 경사도를 맞추고 좌우 대칭이 되도록 앞니의 위치를 잡아주는 교정 치료만으로도 인상은 크게 달라진다. 입이 들어가면 상대적으로 콧날이 오똑해 보이고 세련된 인상까지 풍길 수 있다. 그래서 고른 치아와 정돈된 앞니는 때론 자신감의 원천이 되기도 한다. 대부분 고른 앞니를 가진 사람들은 웃을 때 손으로 입을 가리지 않고 치아를 드러내며 밝고 환하게 웃는다. 좋은 인상이 될 수밖에 없다. 누군가를 만났을 때 앞니가 벌어진 사람, 치아가 고르지 못한 사람, 덧니가 심한 사람으로 기억되기보다는 자신감 넘치는 사람, 가지런한 치아를 가진 사람, 웃는 모습이 예쁜 사람, 단정한 인상의 사람으로 기억되는 편이 훨씬 더 좋지 않을까?

앞니는 이렇게 인상을 좌우하는 심미적 기능을 할 뿐만 아니라 음식을 뜯거나 잘라내는 저작 기능도 하고 있다. 한 번은 70대 환자가 병원에 찾아와 국수를 잘라먹기가 너무 힘들다며 하소연했다. 다른 병원에서 앞니 부분 틀니를 했는데, 틀니를 한 이후부터 앞니로 면을 잘라먹을 수 없게 되었다고 했다. 무언가를 한입 베어 문다든가 국수나 라면 등의 음식을 잘라먹을 때 앞니가 큰 역할을 담당한다. 위아래 앞니의 배열이 맞지 않으면 아무리 부드럽고 연한 음식도 잘라먹기 어렵다. 환자의 틀니는 윗니가 너무 앞으로 돌출되어 있어서 아랫니와 이격이 생겨 음식을 자르기 힘든 구조였다. 틀니에 생긴 윗니와 아랫니의 이격을 재조정한 후, 환자는 다시 예전처럼 앞니로 음식을 잘라낼 수 있게 되었다. 별것 아닌 것 같지만 앞니의 각도, 위치에 따라 음식을 씹을 수 있고 없고가 결정되는 셈이다.

이와 같이 앞니의 각도나 위치가 저작 기능에 영향을 끼치는 것과는 별개로 발음의 기능을 담당하기도 한다. 하루는 끼웠다 뺐다 할 수 있는 '가철성 틀니'를 사용하고 계시는 할아버지 한 분이 내원하셨다. 상담을 하다 보니 할아버지의 발음이 새고 부정확하다는 것을 바로 알 수 있었다. 인지적인 문제가 아니라 치아의 기계적인 장애로 발음에 문제가 생긴 것이었다. 특히 'ㅌ, ㅊ'와 같이 혀가 앞니에 머물렀다가 떼면서 내는 파열음이나 파찰음, 'ㅅ, ㅆ'과 같이 혀가 앞니의 적당한 위치에 있어야 정확한 소리를 낼 수 있는 마찰음의 경우에는 발음에 더욱 문제가 생겼다. 할아버지의 틀니를 살펴보니 역시 윗니와 아랫니의 교합이 잘 맞지 않고 많이 들떠 있어 발음이 부정확할 수밖에 없었다. 틀니를 새로 제작하는 것이 부담된다는 할아버지를 위해 기존의 틀니를 조정해 발음의 정확성을 향상시켜 드리는 방법을 택했다. 이렇게 앞니의 교합이 맞지 않으면 씹는 것도 문제가 생기지만 발음에도 문제가 생길 수 있다.

이 밖에도 앞니의 중요한 기능으로는 어금니를 보호하는 역할도 꼽을 수 있다. 우리 몸에는 약 650개의 근육이 있는데, 이 수많은 근육 중 가장 강한 힘을 발휘하는 것이 교근이다. 어금니를 꽉 깨물어 무언가를 물 때 교근을 사용하는데, 인간이 최대 발휘할 수 있는 교근의 힘은 무려 90kg에 이른다고 한다. 교근의 힘은 수직으로 어금니에 가해지는데, 이때 너무 과도한 힘이 가해지지 않도록 스위치 역할을 하는 것이 바로 앞니다. 또한 앞니는 외부로부터 구강 내부를 보호하는 방패 역할을 하기도 한다. 아주 뜨겁거나 찬 음식을 먹을 때 혀와 함께 온도를 판단해 입 밖으로 내쳐 몸을 보호하기도 하고, 음식의 경도를 판단하기도 한다.

인간의 치아 수명은 100년, 그 이상으로 본다. 물론 과도하게 혹사시키지 않고 꾸준한 관리를 해줄 때 가능한 얘기다. 예전에 한참 인기 있었던 개그 프로에서 단단한 생 무를 앞니로 빠르게 갈아내는 개그맨이 있었다. 방청객이나 시청자들은 그의 개그를 매주 기다리고 환호했지만, 치과의사 입장에서는 다소 걱정스러운 장면

이기도 했다. 가끔 병뚜껑을 치아로 따는 사람을 볼 때도 마찬가지다. 앞니는 자신감의 원천이 되기도 하고, 좋은 인상을 심어주기도 하고, 아름다운 미소를 짓게 하는 매우 중요한 역할을 하고 있다. 그뿐만 아니라 잘 씹고, 정확한 발음으로 말할 수 있게 돕기도 한다. 이렇게 다양한 역할을 하고 있는 소중한 앞니를 조금만 더 신경 써서 관리하고 아껴주는 것도 자신을 위한 일이라는 것을 꼭 잊지 말았으면 한다.

# 임플란트는
# 무지의 공포를 안겨준다

First experience

1996년도, 우리나라에 아직 와인 문화가 생소할 때 '인 비노 베리타스In vino veritas'라는 와인 동호회가 창립되었다. 미국에서부터 와인을 즐겨왔던 나는 1997년도부터 구성원으로 합류하여 활발한 활동을 해오고 있다. 와인은 맛과 향도 훌륭하지만 여러 사람과 나눌 수 있다는 것이 가장 큰 매력이다. 서로 이야기꽃을 피우면서 한 병의 와인을 천천히 나누어 마시다 보면 처음 만나는 사람과 어색함도 금세 누그러뜨릴 수 있다.

내가 와인을 처음 접하게 된 건 1982년 리하이 대학교Lehigh University에 다닐 때부터였다. '해피 아워Happy hour'라 하며 매주 금요일 오후 4

시에서 6시 사이에 진행된 학교 사교 모임이 있었는데, 그 모임에서는 항상 적포도주와 백포도주, 두 종류의 와인을 즐겼다. 그때는 1gal(약 3.7ℓ) 유리병에 들어있는 와인이 한창 유행하던 시절이었다. 지금 생각해보면 맛보다는 그저 커다란 유리병에 잔뜩 담겨있는 와인이 가성비가 좋아 가난한 학생들 사이에서 인기가 높았던 것 같다.

모임에서 처음 맛본 와인은 백포도주였다. 커다란 유리병에서 따라 낸 연한 녹색 빛이 감도는 노란 빛깔의 맑고 청명한 와인이었다. 한 모금을 입에 머금고 좌우로 움직이며 치아와 혀의 감각을 총동원하여 섬세하게 맛을 음미해보려고 노력했다. 약간 차가우면서도 시큼한 볏짚 내음이 입안 전체를 감돌며 상큼한 자극을 주는 와인이었다. 입안에 넣고 이리저리 굴리며 온도를 올려보니 처음의 신맛이 사라지면서 약간의 단맛도 느껴지는 신기한 경험을 했다. 나중에 포도 품종을 알고 보니 '샤도네이Chardonnay'라는 것이었다.

그동안 맥주에만 익숙해져 있는 나에게는 한 모금의 와인에서 다양한 향과 맛이 존재하고 온도에 따라 그 맛이 또다시 달라진다는 것은 매우 이색적이고 재미있는 경험이었다. 맛을 음미하는 과정 자체가 매우 즐거운 기억이라 그 뒤로 나는 와인을 공부하고 자주 즐겼다. 그리고 지금은 와인을 무척이나 좋아하는, 자타공인 와인 애호가가 되었다.

내가 와인을 처음 접했던 기억으로 와인 애호가가 되었듯, 치과 치료에 있어서도 첫 경험은 매우 중요하다. 첫 치료에서 고통을 맛보면 치과는 바로 고통스러운 장소로 기억된다. 그래서 치과를 가기 싫어하고 자꾸 미루게 되고 치아는 더 나빠지고 더 큰 고통을 겪는 경우가 허다하다.

요즘 많이 하는 임플란트도 첫 경험이 아주 중요하다. 임플란트는 무지의 공포를 안겨준다. 사실 크게 아프지 않는데 진행 상황을 모르기 때문에 그에 대한 두려움이 공포심으로까지 작용하는 것 같다. 따라서 임플란트를 진행하기 전에 의사나 간호사는 환자 눈높이에 맞추어 충분한 정보를 공급해야 하고 안심시키는 노력을 해야 한다. 환자 역시 임플란트에 대한 정보 제공을 병원 측에 정당하게 요구할 수 있어야 한다. 본인의 수술 계획에 대한 정보 및 자세한 설명을 듣고 의료진을 믿고 잘 따라주어야 결과도 좋다.

임플란트를 위해 치과에 방문하면 우선 정밀 검사를 통해 임플란트를 할 것인지 자연 치아를 보존할 것인지 판단한 후 그에 맞는 치료 계획을 수립한다. 만약 자연 치아 발치 후 임플란트를 진행하게 된다면 다음과 같은 과정을 거치게 된다.

우선 자연 치아를 발치한다. 발치하면 치아 뿌리가 있었던 잇몸뼈에 빈 공간이 생기는데, 약 2~3개월 회복 기간을 거치면 잇몸뼈는 다시 차오르게 된다. 만약 회복 기간 경과 후에도 잇몸뼈가 부족하거나 골질이 좋지 않다면 뼈 이식 수술을 해야 할 수도 있고 그렇게 되면 기간은 조금 더 길어진다. 반면 잇몸뼈나 골질이 좋다면 경우에 따라 발치 당일 임플란트를 식립하기도 한다.

이제 잇몸뼈가 차올랐다면 본격적인 임플란트 수술에 들어간다. 발치가 필요하지 않은 환자라면 이 과정부터 진행될 것이다. 잇몸을 절개하고 치아 뿌리 역할을 해줄 나사 모양의 임플란트 '픽스쳐Fixture'를 식립하게 된다. 봉합을 한 후 픽스쳐가 잇몸에 잘 고정될 수 있도록 보통 2~3개월 정도의 회복 기간을 거치게 된다. 이 기간 동안 몇 차례 치과를 방문해 상태를 확인하기도 하니 걱정하지 않아도 된다. 여기까지를 1차 수술 단계로 본다.

회복 기간을 거쳐 임플란트 픽스쳐가 잘 고정되었다면 픽스쳐에 '어버트먼트abutment'라고 하는 기둥을 연결한다. 잇몸 속에 있는 임플란트에 기둥을 끼워 나중에 이 기둥에 치아 모양의 보철물을 연결하기 위한 과정이다. 여기까지를 2차 수술 단계로 보는데 회복 기간은 2~4주 정도 소요된다.

회복 기간을 거친 후 다시 치과에 방문하면 전에 미리 본떠둔 자신에게 꼭 맞는 보철물을 임플란트에 연결하고 모든 과정이 끝난다. 잇몸뼈 이식이 없거나 특별한 문제가 생기지 않는다면 대부분은 이 3단계의 과정을 거쳐 임플란트가 완성되는 것이다. 뿌리를 심고, 기둥을 심고, 보철물을 끼우는 과정. 그리 복잡하지 않다. 이 정도만 숙지하고 있어도 임플란트가 어떤 과정으로 진행되는지 몰라 두려워하는 일은 없을 것이다.

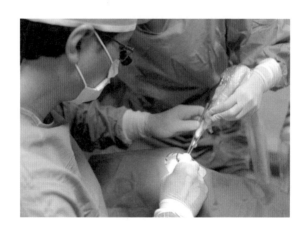

# 균형을 찾기 위해서는
# 시간이 필요하다

It takes time

치아나 턱뼈의 균형이 안 좋으면 여러 가지 문제가 생긴다. 우리 몸뿐 아니라 모든 것이 그렇다. 우리가 늘 타고 다니는 자동차를 예로 들어보자. 자동차 한쪽 바퀴의 바람이 빠지거나 한쪽이 많이 닳으면 차는 덜컹거리고 제대로 달릴 수 없다. 바퀴의 밸런스를 맞추어야 하는 것은 물론 휠 얼라인먼트Wheel Alignment로 바퀴의 정렬을 바로잡아야만 자동차가 똑바로 달릴 수 있고 다른 부분에 고장을 일으키지 않는다. 안 그러면 바퀴가 한쪽만 닳는다든지 차가 부드럽게 달릴 수 없게 된다. 승차감은 물론 안정성이 떨어진다. 차를 조금이라도 아는 사람은 다 알 것이다.

우리가 매일 신는 신발도 마찬가지다. 한쪽 굽이 더 닳는 것은 우리 몸의 균형이 안 맞아서 그렇고, 그런 신발을 신으면 걸음이 어색하고 피로감도 빨리 온다. 또한 나쁜 자세를 계속 취하면 근육과 인대에 무리를 주고 척추, 골반, 어깨가 틀어지게 되어 신체 균형을 잃을 수 있다. 특히 요즘처럼 스마트폰을 많이 보게 되면 몸의 균형을 무너뜨리는 요인이 된다. 이런 나쁜 습관은 결국 만성 통증이나 여러 가지 질환을 일으키는 원인이 되는 것이다.

골프 선수에게 운동 능력 중 가장 중요한 것은 무엇일까? 강인한 근육을 가져야 하는 것은 당연한 것이고 무엇보다 몸의 균형이 잘 잡혀 있어야 된다고 한다. 몸을 만드는 웨이트 트레이닝보다 몸의 균형을 찾아야 제대로 된 스윙이 나온다. 몸의 균형을 찾은 후 근육을 길러야 한다고 골프 전문가들은 말한다.

다른 운동들도 마찬가지다. 김연아 선수가 스케이팅 날에 의지해 그토록 아름다운 연기를 완벽하게 펼칠 수 있었던 것도 신체 밸런스가 완벽에 가까웠기 때문이라고 한다. 몸의 중심을 잡고, 점프를 하고, 회전을 하려면 그 어떤 감각보다 균형 감각이 뛰어나야 하고 신체 근육 하나하나의 균형이 매우 중요하다. 그래서 김연아 선수는 피겨스케이팅 선수 시절, 힘든 체력 운동보다 근육의 밸런스를 유지하는데 주안점을 두고 훈련했다고 한다. 그만큼 균형을 잡기 위해서는 신체의 밸런스가 기본이 되어야 한다는 얘기다.

어느 날 여든을 바라보는 연세 지긋하신 할머니 한 분이 병원을 찾아오셨다. 할머니는 오른쪽 아래 어금니 치아들이 없어서 오랫동안 주로 왼쪽 어금니만 사용했다고 한다. 왼쪽으로만 씹으셔서 그런지 오른쪽 턱 근육의 근력이 아주 저하되어 있었고, 감각도 많이 무뎌진 상태였다. 할 수 있는 몇 군데는 임플란트를 하고 나머지는 보철 치료로 마무리했다. 그러면 양쪽으로 씹는데 크게 지장을 받지 않는다.

치료를 마무리하고 얼마 지나지 않아 할머니가 또다시 병원을 찾아오셨다. 문제는 할머니의 턱에서 나는 소리였다. 가족들은 할머니가 식사할 때마다 덜컥덜컥 소리가 난다고 구박을 한다며 하소연을 하러 오신 거다. 평소에 나지 않던 소리가 치료를 하고 나니 들리는 것 같아 여간 신경이 쓰이는 게 아니고, 함께 생활하는 가족들이 한마디씩 하니 할머니는 내심 서운하면서도 걱정이 되어서 찾아오신 것 같았다. 나는 할머니의 턱에서 왜 소리가 나는지 차근차근 설명해드렸다.

"소리 때문에 많이 신경 쓰이셨겠어요. 근데 우리가 운동을 하루 이틀 열심히 한다고 해서 울퉁불퉁 갑자기 근육이 생기지는 않죠? 오랫동안 쓰지 않았던 근육이 힘과 균형을 찾으려면 시간이 조금 필요해요. 시간을 두고 서서히 훈련을 해야 하고, 충분한 적응 기간을 거쳐야 근육에 힘도 생기고 소리도 서서히 줄어듭니다. 크게 걱정하지 않으셔도 되는데, 그렇다고 너무 무리하게 오른쪽으로 많이 씹으시려 하면 안 돼요. 양쪽으로 골고루 씹는 연습을 계속하셔야 해요."

할머니가 잘 이해하실 수 있도록 설명을 하고 함께 온 보호자에게도 당부의 말을 잊지 않았다. 할머니의 근육이 자리잡을 때까지 시간이 조금 필요하니 가족들 모두 여유를 가지고 할머니를 기다려드려야 한다고. 무엇보다 가족의 관심과 사랑이 회복을 빨리 돕는 것이니 환자에게 부담을 주어서는 안 된다고 특별히 당부했다. 그제서야 할머니와 가족은 안심하고 병원을 나섰다.

우리의 몸은 신비하다. 조금만 균형이 안 맞아도 신체 어디에선가 금세 이상이 나타난다. 균형을 잡기 위해서는 적절하고 올바른 근력 운동을 통해 균형 잡힌 근육을 만들어가는 것이 가장 중요하다. 치아가 없다고 한쪽으로만 씹는 행동을 반복하면, 씹지 않는 쪽의 근육은 점점 퇴화하고 결국 균형이 틀어지게 된다. 만약 한쪽

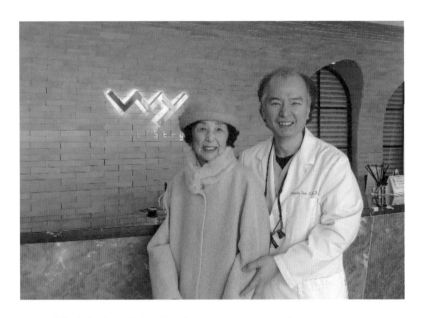

◆ 100세를 바라보는 고령에도 불구하고
　정기적으로 치과를 내원하셨던 환자와 함께

어금니가 없다면 반대쪽으로만 씹으려 하지 말고 하루라도 빨리 치과를 찾아 조기에 치료해야 한다.

요즘은 임플란트 기술이 좋아졌기 때문에 크게 불편함을 느끼지 않고 얼마든지 자연 치아처럼 사용이 가능하다. 임플란트가 여의치 않을 경우에는 자연 치아를 최대한 활용해 틀니를 하는 방법도 고려해볼 수 있다. 이미 균형을 잃고 무너진 후에 다시 세우는 것과 무너지기 전에 균형을 잡는 것은 매우 큰 차이가 있다. 치아와 잇몸, 턱의 균형을 모두 잃은 후에 바로잡으려 애쓰지 말고 균형을 잃고 쓰러지기 전에 미리 전문가의 도움을 받아 치료받아야 한다. 그것이 삶의 질을 높일 수 있는 가장 현명한 방법이라는 것을 꼭 기억하길 바란다.

# 부모님 모시고 하는 치과 방문,
# 효도의 첫걸음이다

Filial piety

가드를 완전히 내리고 빠른 스텝을 밟으며 상체를 흔드는 복싱 챔피언 무함마드 알리Muhammad Ali. 나이가 지긋하신 분들은 아마도 그의 이름을 기억할 것이다. 전설적인 복서 알리의 전성기는 1960년대였다. 나도 한때는 알리처럼 두 손으로 '잽! 잽!'하며 나비처럼 날아서 벌처럼 쏘는 그를 흉내내곤 했다. 그는 올림픽에 나가 금메달을 땄음에도 불구하고 흑인이라는 이유로 멸시를 받았다. 인종 차별이 심했던 미국 남부에서는 국가의 영웅임에도 '깜둥이'라는 소리를 들으며 식당에서 쫓겨나기도 했고, 백인 깡패들에게 금메달을 뺏길 뻔한 굴욕적인 일도 겪었다.

헤비급 복서로 이름을 날리기 시작한 그는 20년간 통산 56(37KO)승 5패의 승률을 기록하며 권투계의 레전드로 남았다. 그러나 은퇴 후 3년 만인 1984년에 파킨슨병을 진단받게 되었는데, 당시 건강한 헤비급 챔피언이 파킨슨병에 걸렸다는 것은 그야말로 전 세계적으로 큰 충격이었다. 파킨슨병은 중국의 유명한 지도자였던 등소평鄧小平이나 가수 린다 론스타드Linda Marie Ronstadt 그리고 우리나라의 정치가 김근태도 걸렸던 병이다. 파킨슨병은 알츠하이머병이나 루게릭병처럼 대표적인 신경퇴행성 질환 중 하나인데, 예고 없이 어느 날 갑자기 찾아오는 질병이다. 건강한 헤비급 챔피언이 42세에 갑자기 병에 걸렸던 것처럼 그 누구도 예측하지 못한 시기에 갑자기 병에 걸릴 수 있다.

파킨슨병은 1817년 영국 의사 제임스 파킨슨이 손이 떨리고 근육이 경직되며 자세가 불안정한 환자들에게 '떨림 마비'라는 이름을 붙이면서 세상에 널리 알려지게 되었다. 사실 마비보다는 운동이 느려지는 증상을 보이고 침을 흘리거나 표정이 없는 것이 대표적인 증상이다. 파킨슨병은 아직까지 완치제가 없어 불치병이라고 알려져 있지만, 약물 치료를 꾸준히 하면 병의 악화를 충분히 늦출 수 있다.

어느 날 우리 병원에도 파킨슨병을 앓고 있는 90세 아버님을 모시고 따님이 찾아왔다.

"아버지가 파킨슨병을 앓고 계세요. 잘 드셔야 병도 나으실 텐데 잘 못 씹으시고 치아 상태도 많이 안 좋으신 것 같아서 모시고 왔어요."

아버님의 치아와 잇몸 상태가 좋지 않아 아마도 음식을 씹는 것 자체가 많이 힘드셨을 것으로 보였다. 나이가 들수록 영양을 적절히 공급해야 건강을 유지할 수 있고 판단력도 좋아진다. 병을 앓고 계신 나이 든 부모를 돌보는 것은 당연한 일이지만 한편으로는 쉽지 않은 일이다. 따님은 아버지를 지극정성 모시며 불편하신 데가 없는지, 편찮으신 곳은 없는지, 관심을 가지고 지켜봐왔다는 것을 한눈에 알 수 있었다. 말로 잘 표현하지 못해도 치아가 불편한 아버지는 내내 불편하셨을 텐데, 따님의 효심 때문에 치과 치료를 받으실 수 있게 된 것이다.

나는 90세 아버님이 식사를 잘 하실 수 있도록 틀니를 꼼꼼하게 만들어드렸다. 몇 번 방법을 알려드리고 직접 해보시라고 말씀드리니, 떨리는 손으로도 천천히 틀니를 끼고 빼고 아주 잘 하셨다. 얼마 후 따님이 병원에 내원해 반가운 목소리로 아버님의 근황을 전해주었다.

"원장님! 아버지가 혼자 틀니를 끼고 빼고 하시면서 식사를 이전보다 훨씬 더 잘 하세요. 어쩌면 그렇게 아버지께 꼭 맞는 틀니를 만들어주셨어요? 정말 감사합니다!"

늘 모시고 다니면서 지극정성 수발을 드는 따님과 가족들이 너무 고맙다고 칭찬을 아끼지 않는다. 쑥스럽지만 환자와 보호자에게 이런 칭찬을 들으면 정말 기쁘고 뿌듯하다. 그리고 그들의 삶이 이전보다 조금 더 나아질 수 있다는 것에 이 직업을 가진 것을 다시 한번 감사하게 된다.

'이제 연세가 있으시니까, 치매가 있으시니까, 원래 몸이 불편하시니까….'

연세가 많다고 혹은 지병이 있다고 부모님의 치아 건강에 무심해서는 안 된다. 음식을 먹는 행위는 먹는 즐거움은 물론 건강과 직결되는 문제다. 비록 말이 없고 무표정한 부모라도 마음을 잘 헤아려야 한다. 치과로 모시고 와서 검진을 받으시도록 하고 적절한 치료를 해드리는 것은 자식으로서 해야 하는 도리이자 크나큰 효도다. 우리 모두 시간을 거스를 수 없고, 누구나 늙어가고, 가족의 도움이 필요한 때가 온다.

# 임플란트는 치과에서 할 수 있는
# 마지막 선택이다

Ultimate choice

"세상 참 좋아졌어. 이런 거 상상도 못 했는데. 선생님 고마워요!"

임플란트를 끝낸 할아버지가 만족스럽게 거울을 바라보며 하는 말씀이다. 할아버지의 경우 골밀도가 좋지 않아 자연 치아를 발치한 부위에 뼈 이식을 해야 했다. 그래서 임플란트 기간이 2~3개월 연장되었다. 비록 과정이 오래 걸렸지만 다 하고 나니 보기에도 좋고 씹는 기능도 좋아 고생한 보람이 있다며 무척이나 좋아하셨다. 아마도 예전에 틀니를 하고 불편했던 걸 생각하니 저절로 나오는 말씀이었는지도 모르겠다.

지금 치과 치료에서 가장 많이 회자되고 있는 키워드는 단연 '임플란트'다. 우리가 흔히 말하는 임플란트는 '심다'라는 뜻이다. 간단하게 말하면 자연 치아 대신 인공 치아를 심는 것이 임플란트다. 티타늄 합금으로 만든 나사를 턱뼈에 심어 인공 뿌리를 만든 후 그위에 인공 치아를 붙이는 것이 임플란트의 식립 방법인데, 상실된 자연 치아의 기능을 대신할 수 있고 관리만 잘하면 반영구적으로 사용할 수 있어 '제2의 치아'라 할 수 있다. 그뿐만 아니라 외부에서 봐도 자연 치아와 크게 구별이 되지 않는 심미성까지 갖추고 있어 임플란트를 하는 환자가 부쩍 늘고 있는 추세다.

임플란트는 치과 수술 중 가장 난이도가 높은 것이라 할 수 있다. 물론 기술이 발달하여 예전보다 훨씬 편안하게 할 수 있고 치료 비용도 많이 줄었지만, 난이도가 높은 만큼 제대로 진단하고 치료 계획을 세울 수 있는 경험 많은 치과의사를 찾는 것이 무엇보다 중요하다. 또한 임플란트는 치과에서 할 수 있는 마지막 선택이라고 할 수 있기 때문에 그 어떤 치료보다 신중해야 한다. 따라서 임플란트를 하기 전, 여러 가지 사항을 미리 확인해보는 것은 의사나 환자에게 모두 필요한 필수 사항이다. 임플란트가 좋다고 무턱대고 식립하는 것은 위험할 수도 있다.

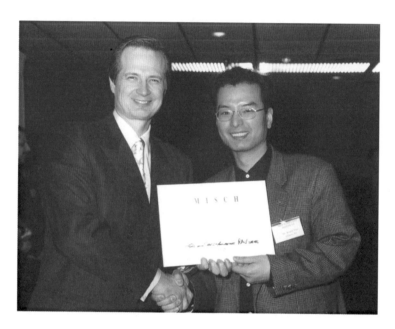

◆ 나의 스승이자 임플란트의 세계적인 석학 Dr. Carl Misch

그렇다면 임플란트를 하기 전에 어떤 것들을 고려해야 할까? 우선 첫째는 자연 치아를 살릴 수 있는가를 확인해야 한다. 치아가 아프고 흔들린다고 해서 빼고 임플란트를 해야 하지 않느냐고 물어보는 환자가 생각보다 많다. 얼마 전에도 충치 때문에 찾아온 환자가 신경 치료까지 하면 너무 아프고 힘들 것 같은데, 그냥 발치하고 임플란트를 하는 게 더 좋은 것 아니냐고 물었다.

"일단 정밀 검사를 해보고 자연 치아를 살릴 수 있는지 그것부터 파악해야죠. 무조건 발치하는 것보다는 최대한 자연 치아를 살리는 게 좋아요. 자연 치아보다 더 좋은 임플란트는 없으니까요."

우리 몸이 다 그렇다. 세상에 태어날 때 가지고 태어난 몸이 가장 좋은 것이다. 자연 치아를 살리는 방법은 환자마다 다르다. 충치가 심해서 자연 치아의 일부분이 상실되거나 통증이 심한 경우라도 손상된 신경이나 염증을 제거하고 보존할 수 있는지 확인해야 한다. 잇몸이 좋지 않아서 치아가 흔들리더라도 그대로 자연 치아를 보존하는 경우도 종종 있다.

두 번째로 확인해야 할 것은 환자의 구강 상태에 맞는 정확한 진단 및 합리적인 치료 계획을 수립해야 한다. 환자마다 지금 가지고 있는 치아와 잇몸의 상태, 임플란트를 식립할 턱뼈의 상태가 모두 다르기 때문에 치아의 기능은 물론 자연 치아처럼 보이게 하는 것 등을 고려해서 모든 과정을 환자의 구강 상태에 맞게 진행해야 한다. 이를 위해서 사진 촬영이나 CT 촬영을 하는 것이다.

세 번째는 당뇨 등 환자의 질환을 확인해야 한다. 그래야만 수술 후 부작용을 예방할 수 있다. 환자는 의사에게 자신이 가지고 있는 질환이나 현재 복용하고 있는 약을 정확하게 알려주어야 한다. 그러나 당뇨와 같은 만성질환이 있더라도 임플란트 수술 전 컨디션 관리를 잘 하고, 숙련되고 섬세한 손기술을 가지고 있는 의사에게 정확하고 안전하게 수술을 받는다면 크게 걱정하지 않아도 괜찮다.

마지막으로 임플란트의 브랜드와 치료 비용도 꼼꼼하게 확인해야 한다. 임플란트 비용은 치과에 따라 차이가 있다. 수술 비용과 보철 비용을 같이 청구하는 곳도 있고, 따로 받는 곳도 있기 때문이다. 2018년 7월부터 만 65세 이상인 환자는 본인 부담률 30%만 지불하면 임플란트 2개까지 보험을 적용받을 수 있으니 미리 보험 적용이 가능한지 확인하는 것도 필요하다.


이렇게 수술 전 고려해야 할 사항을 잘 숙지한 후 제대로 수술을 받았다면 사후 관리에도 신경써야 한다. 임플란트는 치주인대가 없기 때문에 자연 치아에 비해 충격에 약하다는 단점을 가지고 있다. 따라서 임플란트를 식립하고 적어도 8~12주는 무리한 힘이 가해지지 않도록 주의해야 한다. 임플란트는 자연 치아와는 달리 가벼운 이상이 생겼을 때 자신이 모르는 경우가 많다. 평소처럼 구강 청결에 신경쓰는 것은 물론, 6개월에 한 번은 치과를 찾아 검진을 받는 것이 좋다. 심사숙고 끝에 내린 마지막 결정이 최선의 선택이 되기 위해서는 꾸준한 관리가 반드시 따라야 한다.

# 코끼리에게도
# 임플란트를?

Implants for Elephants?

그녀가 희미하게 웃을 때, 입술 사이로 희끔한 이빨이 보였다.

(문순태_피아골)

흰 셔츠에 검은 바지를 입고 수은이 입혀진 눈부신 색안경을 썼는데 연신 싱글거리는 이빨 가운데 금이빨이 번쩍였다.

(황석영_무기의 그늘)

사람의 치아는 '이'라고 하지만 동물들은 '이빨'이라고 한다. 사전에 보면 이빨은 이를 낮잡아 말하는 것이라고 한다. '이빨'이라는 단어는 사자나 개 등 동물에 주로 쓰이는데, 간혹 사람에게도 이빨이라고 표현하는 경우가 종종 있다. 우리나라 소설에 보면 사람의 이를 강하게 표현할 때 주로 이빨이라는 표현이 등장하곤 한다. 또는 인터넷이나 일상에서 이빨이라는 단어를 속된 말로 사용하기도 한다. "쟤, 이빨 세"라고 하면 말투가 거칠다거나, 사실이 아닌 것을 사실처럼 꾸며서 말한다거나, 말을 강하게 한다는 뜻으로 쓰이기도 한다.

이처럼 치아가 아닌 이빨이라는 표현은 다소 강한 어감을 주는데, 그 이유는 동물의 강한 치아를 이빨이라고 표현하기 때문인 경향도 있다. 일반적으로 육식 동물의 이빨은 초식 동물에 비해 형태가 비교적 단순하다. 육식 동물은 단단하고 날카로운 이빨을 이용해 먹잇감을 사냥한 뒤, 피부를 뚫고 고기를 잘라 삼켜야 하기 때문에 주로 송곳니가 크고 뾰족하게 발달되어 있다.

영화 '쥐라기 월드'에 등장하는 공룡인 티렉스는 다른 공룡을 잡아먹는 최상위 포식자로 날카로운 이빨이 특징적이다. 늑대 또한 만만치 않다. 늑대를 만능 포식자라고 하는 이유는 긴 턱으로 사냥감을 빠르게 잡아채고 날카롭고 단단한 송곳니로 사냥감의 옆구리를 물어서 순식간에 제압할 수 있기 때문이다. 또한 늑대는 집단으로 사냥하기 때문에 날카로운 이빨 여러 개가 단합해 공격을 퍼부으면 자신들보다 덩치 큰 동물을 단시간에 제압하는 것도 가능하다.

반면 초식 동물의 이빨 형태는 이보다 복잡하다. 초식 동물은 식물을 앞니로 뜯고 어금니로 으깬 뒤 삼켜야하므로 앞니가 작고 납작하며, 어금니는 납작하면서도 요철과 굴곡이 많은 게 특징이다. 기린이나 얼룩말, 염소 등 초식 동물의 이빨을 보면 대부분 풀을 잘 뜯고 갈아서 쉽게 소화할 수 있도록 발달되어 있다.

그러나 초식 동물이라고 해서 모두 다 이러한 특징을 가지고 있는 것은 아니다. 2년 전 7월에 아프리카 암보셀리 국립공원 여행 중에 만났던 아주 온순한 초식 동물인 코끼리의 이빨은 흔히 상아라고 불리는 길고 뾰족한 앞니가 특징이다. '터스크Tusk'라고 불리는 코끼리의 앞니는 매년 17cm씩 자라서 나중에는 걸어 다니는 것을 방해할 정도로 길어지기도 한다.

코끼리는 살아가는 동안 어금니를 여러 번 가는 다환치성 동물이다. 2~3세 때 처음으로 어금니를 갈고, 4~6세, 9~15세, 18~28세까지 총 네 번 어금니를 간다. 다섯 번째 치아로 보통 40세까지 지내고 이때부터 죽을 때까지 마지막 여섯 번째 어금니들로 연명하

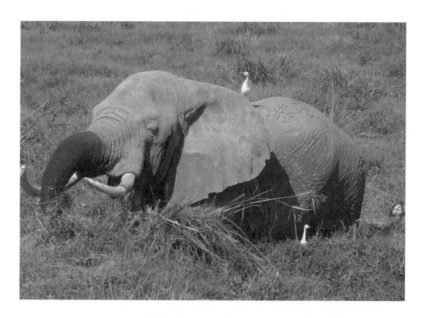

대부분 거의 60세가 되면 어금니가 다 닳아서 더 이상 씹지
못하게 되어 굶어 죽는다고 한다.

게 된다. 대부분 거의 60세가 되면 어금니가 다 닳아서 더 이상 씹지 못하게 되어 굶어 죽는다고 한다. 생을 마감할 때쯤이면 늪지로 움직여서 그곳에서 일생의 마지막을 맞는다고 하는데, 이 시기가 모든 이가 다 빠져 없어지는 시기와 거의 일치한다고 한다.

다른 건강상의 문제가 아니라 어금니가 다 닳아 없어져 더이상 씹지 못해 굶어 죽게 된다는 코끼리의 이야기를 들으며 '코끼리에게도 임플란트를 식립해주면 생명을 연장해줄 수 있지 않을까?'라는 치과의사로서 조금은 엉뚱한 생각을 해보기도 했다. 코끼리에게도 그렇지만 우리 인간에게도 씹는다는 행위는 생사와 직결되는 중요한 활동임에 틀림이 없다. 물론 우리 속담에 '이가 없으면 잇몸으로 씹는다'라는 말도 있지만 정기적인 치아 관리를 통해 건강한 치아를 유지하는 것은 물론, 필요하다면 임플란트를 통해 건강한 저작 활동을 이어갈 수 있도록 해야 할 것이다. 건강한 저작 활동이야말로 장수의 또 따른 비결이라는 것을 반드시 기억하기 바란다.

# 힘을 빼면
# 한결 부드러운 삶이 된다

Relax, it's okay

"환자분! 정신 차려보세요! 괜찮으세요?"

진료실에서 환자를 치료하고 있는데 밖이 소란스러웠다. 간호사에게 확인해보니 조금 전에 안내받고 대기 중이던 환자가 갑자기 기절을 했다는 것이다. 곧바로 나가 환자를 살폈다. 건장한 체격의 남자는 진료 안내를 받을 때부터 어쩐지 안절부절 불안한 눈빛이었다고 한다. 아마도 치과 진료에 대한 두려움이 컸던 모양이었는데, 그 스트레스를 이기지 못하고 잠시 정신을 잃은 것 같았다. 다행히 환자는 금방 깨어났고 간호사가 건넨 찬물을 한 모금 마시더니 고개를 절레절레 흔들며 정신을 차리려 애쓰는 듯했다.

조금 전 상황이 무척이나 쑥스러운 듯 쭈뼛거리며 진료실에 들어선 남자는 여전히 긴장한 것처럼 보였다. 치료에 들어가기 전 환자의 컨디션을 다시 한번 체크하며 이런저런 이야기를 나눴다. 잔뜩 긴장한 환자를 치과 의자에 눕혀 무작정 진료를 시작하는 건 환자에게 더 큰 두려움을 줄 것 같아 잠시 안정할 시간을 주고 치료를 시작했다.

"자, 불편하면 왼손을 들어서 언제든 사인을 보내세요. 제가 바로 멈출게요."

환자는 이내 안심한 듯 고개를 끄덕였다. 치료 내내 다소 긴장한 듯 보였지만 왼손을 들지도, 또다시 기절하지도 않았다. 무사히 치료를 마친 그는 생각보다 아프지 않았는지 문을 나설 때 겸연쩍게 웃으며 꾸벅 인사까지 했다.


대부분의 사람은 치과를 두려워한다. 치과에 들어서자마자 울음부터 터뜨리는 아이, 이를 앙다물고 입을 벌리지 않는 소녀, 아랫배에 힘을 잔뜩 주고 두 손을 꽉 움켜쥐고 있는 여자, 대기실에서 기절한 남자 환자까지 각양각색이지만 두려움을 가지고 있는 것은 모두 같다. 진료실에 들어서서 의자에 앉는 순간 환자들은 대개 몸이 잔뜩 굳어진다. 정신을 아득하게 만드는 눈부신 조명이 있고, 옆에는 정체를 알 수 없는 기계가 떡하니 버티고 있고, 코를 자극하는 약 냄새까지 더해지니 즐거울 리 만무하다. 게다가 어릴 적 치과에서 처음 경험했던 아픔을 고스란히 기억하고 있는 환자라면 불편한 공간이 될 수밖에 없다.

우리는 뭔가 불편하고 두려운 상황과 마주하면 극도의 스트레스를 받고 긴장한다. 긴장하면 온몸에 힘이 들어가고 몸은 굳어지게 된다. 그야말로 젖먹던 힘을 다해 온몸을 긴장시키고 이 순간을 어떻게든 버텨보려 기를 쓴다. 하지만 그렇게 기를 쓴다고 해서 통증이 줄어들거나 고통의 시간이 빨리 흘러가지는 않는다. 현악기의 팽팽한 줄을 계속해서 조이면 결국 현은 끊어질 수밖에 없다. 이 순간을 버티기 위해 과도하게 힘을 주고 애쓰다 보면 이 남성 환자처럼 극도의 스트레스를 이기지 못해 기절하는 웃지 못할 해프닝이 벌어지기도 한다.

치과 치료를 받을 때는 몸에 힘을 빼야 한다. 버티려는 환자와 치료하려는 의사 사이에 과도한 긴장이 흐르면 원활한 치료가 이루어지지 않아 더 긴 시간 서로 애를 써야 한다. 무엇보다 긴장한 채 치료를 받는 환자가 편안할 수 없다. 그래서 나는 잔뜩 긴장하고 있는 환자들에게 어깨를 가볍게 톡톡 치며 "괜찮아요, 힘 빼세요"라고 말을 건넨다. 별것 아닌 말 같지만, 신기하게도 환자들은 그 한마디에 잔뜩 올라간 어깨를 내리고, 꼭 움켜쥔 두 손에 슬며시 힘을 빼게 된다. 물론 일상에서도 긴장이 필요한 순간은 분명 존재하지만 그런 순간순간이 지속되면 스트레스가 쌓이고 우리 몸에 좋지 않은 영향을 미칠 수밖에 없다. 입과 주변 근육을 늘 유연하게 하고 치아도 부드럽게 유지하면 치과에 오는 일이 훨씬 줄어들 것이고 기절하는 일도 없을 것이다.

우리 인생도 그렇다. 일을 하든지 사랑을 하든지 공부를 하든지 힘을 빼야 한다. 비즈니스에서 힘을 주면 실패하기 마련이다. 사랑할 때 서로 힘을 주고 만나면 이별이 생긴다. 공부할 때도 머리를 유연하게 하지 않으면 지식이 머리에 들어오지 않는다. 살다 보면 더러 마음처럼 잘 풀리지 않는 일도 있고 뜻한 대로 이루어지지 않는 일들도 많다. 그럴 때면 무작정 애쓰거나 버티지 말고 자신에게 최면을 걸듯, 잘 될 거라고 좋아질 거라고 금방 지나갈 거라고 생각하며 여유를 가져보는 건 어떨까? 때론 잘 안 됨을 스스로 인정하는 것도 좋은 방법이다. 삶에도, 마음에도, 몸에도, 그렇게 조금씩 힘을 빼는 연습을 하다 보면 한결 부드러운 인생이 될 수 있다.

오늘도 나는 진료를 시작하기 전 환자들의 어깨를 가볍게 톡톡 치며 부드럽게 말을 건넨다.

"괜찮아요, 힘 빼세요."

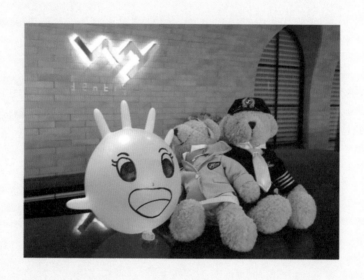